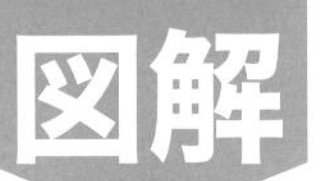

眠れなくなるほど面白い

人体の不思議

医学博士
荻野剛志 監修
Takashi Ogino

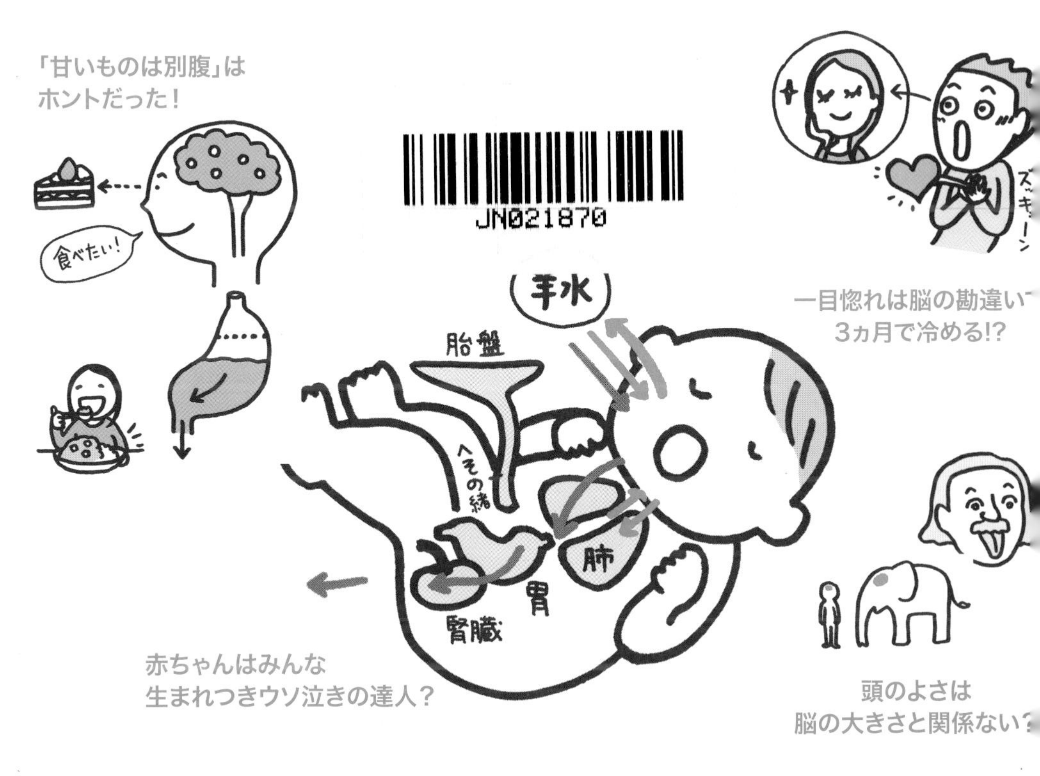

日本文芸社

はじめに

ある海外の研究では、２００７年に日本で生まれた子どもの半数が１００歳以上生きると推計されています。この「人生１００年」時代が近づき、元気で長生きをするためにも人々の健康への関心はさらに高まっています。

テレビやインターネットなどには健康に関するさまざまな情報があふれており、スマートフォンで専門的な知識ですら手軽に検索することが可能です。

しかし、これらの健康に関する情報にはさまざまな内容が含まれており、その真偽を含めた有用性（どれが大事な情報か）を判断することが難しい状況があるように思われます。これらの情報の有用性を判断して有効に活用し、自分自身が健康であるためには、まず人間の〝からだ〟についてできるだけ正しい知識を持つことが重要ではないでしょうか？

なぜならこの正しい知識を持つことが、巷にあふれる健康に関する情報に流されず、鵜呑みにせず、どれが有用な情報であるのかを判断できるようになる土台となるからです。

本書では、人間の〝からだ〟についての理解を深めるための基本的な疑問を取り扱い、図解を入れながら、わかりやすく説明しています。読めば皆様の〝からだ〟のことをもっと知ろうとする意欲を刺激し、さらに知識を得るための第一歩となってくれるはずです。また人間の〝からだ〟は未だに解明されていない不思議や謎がたくさんあり、とても神秘的です。その理解を深めることで、ご自身の〝からだ〟、生命がいかにかけがえのない、尊(とうと)いものかを感じていただけたら、いち医療従事者としてそれ以上にうれしいことはありません。

最後に本書では、諸説あるような事柄については、ごく一般的に認知されている事実を優先しました。また誰もが理解しやすく読みやすいことに重点をおいています。内容は一般書であり、専門の方からすると十分でないあるいは厳密さを欠いた表現があるかもしれません。ご理解のうえ楽しんでいただければ幸いです。

なお、監修にご協力いただいた山村憲先生、富永健司先生に、この場をお借りしてお礼申し上げます。

監修者　医学博士　荻野剛志

目次

第3章 生命を維持し体の異常に反応 循環器と呼吸器の不思議

第4章 いろいろな信号をキャッチする 感覚器の不思議

第5章
体を支え、動かし、外観をつくる 筋肉・骨格と運動の不思議

第6章
生命の誕生と神秘を生む 生殖器と細胞・成長の不思議

第1章

脳と神経の不思議

体をコントロールする情報システム

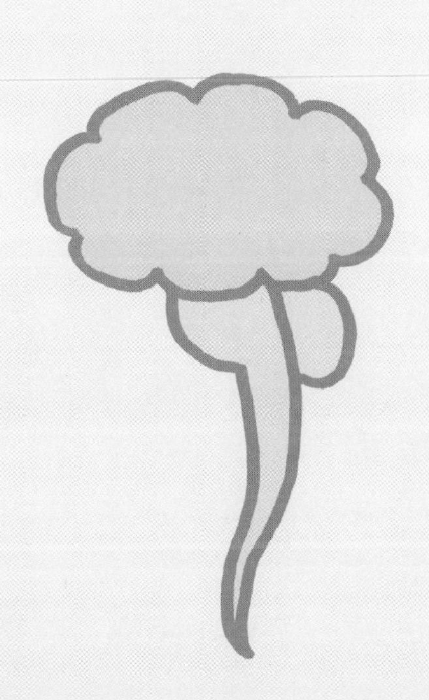

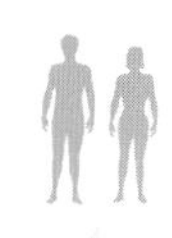

1 脳は重くてシワの数が多いほど頭がいいの？

天才は生まれつきではない、幼少期がポイント

動物と脳の関係を比較すると、一般に小動物ほど体重の割に脳が重く、逆に大型動物ほど軽いことがわかります。**動物の脳と体重の間には、「脳の重量は体重の0・75乗に比例する」という規則性があり、これを「スケーリング」といいます。**ただし、この動物界の普遍的な規則にあてはまらない動物がいます。それがヒトです。**ヒトは、動物の中では例外的に大きな脳を持っているのです。**

また、ヒトの場合、アインシュタインの脳が１２３０グラムと一般的な成人男性の脳（１３５０〜１５００グラム）よりも小さかったことから、脳の大きさと頭のよさは関係ない、ともいわれます。しかし、カリフォルニア大学の「脳の大きさと知能指数（ＩＱ）の関係」の研究では、わずかながら脳の大きな人ほどＩＱが高く、とくに「大脳皮質（だいのうひしつ）」の「前頭前野（ぜんとうぜんや）」と「後側頭葉（こうそくとうよう）」の皮質が厚い人のＩＱが高いという結果が発表されました。

ところが、さらに研究を進めると、皮質が厚くてもＩＱが高くない人がいることもわかりました。このことから**「ＩＱの高さは皮質の厚さより、脳が幼少期にどれだけ成長したかが重要」**といわれてきました。

この説を裏づけるように、ＩＱが１２０以上の人の脳は、7〜9歳頃の幼少期にはむしろ平均よりも皮質が薄く、その後13歳まで肥大化し、厚みを増し続けていたとされ、幼少期の教育熱は高まりそうです。しかし、**一方でＩＱはあらゆる知能を網羅（もうら）した数値ではなく、万能性がないことも把握する必要がありそうです。**

昔からよく「脳みそのシワが多いほど頭がいい」といわれます。しかし、脳のシワは胎児のときに大脳が形成される過程でつくられ、生まれたときにはすでにできあがっているため、**成長してどんなに勉強してもシワの数は増えないそうです。**

脳の重さと頭のよさは関係ない！
アインシュタインの脳は平均よりも小さかった

有名人の脳の重さを比較してみよう！

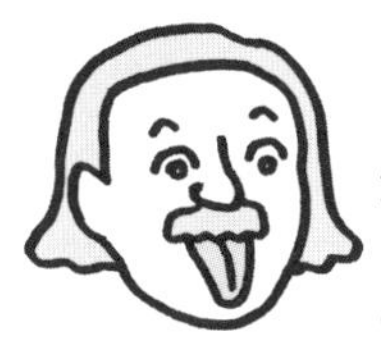

有名人の脳の重さ

アインシュタイン 1230グラム
（理論物理学者）

湯川秀樹 1390グラム
（日本人初のノーベル賞受賞者）

南方熊楠 1260グラム
（日本の博物学者）

カント 1650グラム
（近代哲学の祖）

成人の平均的な脳の重さ

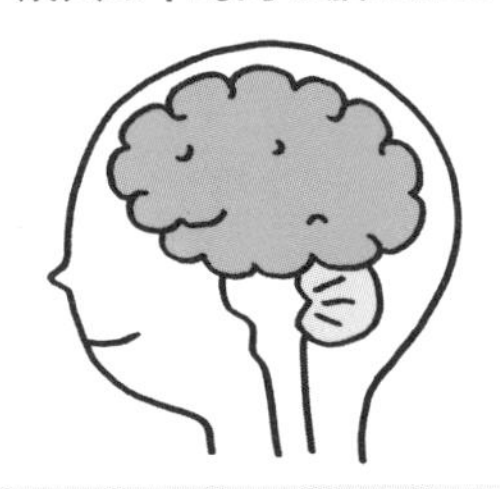

男性：1350～1500グラム
女性：1200～1300グラム

動物の脳を検証しよう

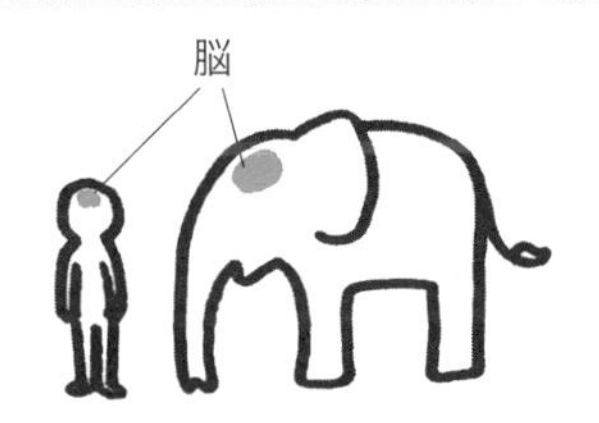

ヒトの脳の重さは
総体重の38分の1、
象は500分の1

バンドウイルカ	約1600グラム
マッコウクジラ	約8000グラム
象	約4400グラム

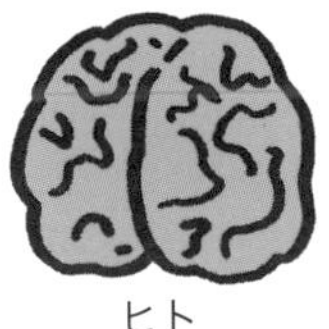

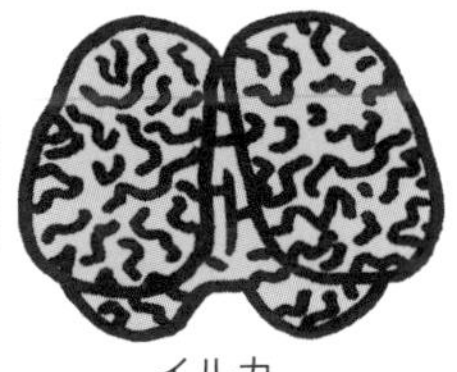

イルカの脳のシワはヒトより多い

イルカは水中で音を出してその反響を調べるために脳のシワが増えたという説がある。しかし、ヒトの知能には及ばないところから「脳のシワが多いほど頭がよい」とは決めつけられないということだ

IQ

日本人の平均IQ
＝100

IQと頭のよさの関係

IQとは知能の水準、発達の程度を表す数値（知能指数）。IQが高いのは、思考力、物事の処理力、記憶力が発達し学習能力が高いとされる。IQの土台は幼少期までの学習が重要とされているが、あらゆる知能を網羅している数値とはいえず、現在では知的障害者の学習指導・支援などに利用されている。

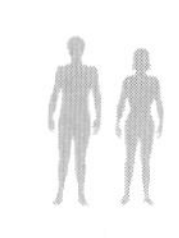

2 幽体離脱はオカルト現象ではなかった⁉

脳には幽体離脱を生じさせる不思議な部分がある

昔から死ぬと魂が抜けて体から離れ、横たわっている自分の体を見下ろす「**幽体離脱**」という現象が伝えられていますが、実際にはありえないことです。しかし、意外にもこの臨死体験は珍しいことではなく、心停止後に回復した人のうち、臨死体験を経験した人は多く、その内容は不気味なほど似通っていることが知られています。**とくに多い共通点は、前述の幽体離脱、穏やかな気分、遠くで強烈に輝く光、異界から来た人々とのやりとりなどといった謎めいたものです。**ただ、起こったとしても一生に1度程度で、科学的検証はされにくく、スピリチュアルな現象としてかたずけられていました。ところが臨死状態にならずとも、幽体離脱状態を体験することができます。それは脳に実験で、直接電気刺激を与えると、いろいろな反応が起こるのです。たとえば、脳の運動野を刺激すると、勝手に腕が上がったり、視覚野を刺激すると見えるはずのない色が見えたりするのです。

この実験でベッドに横たわっている人の大脳の「角回」という部位を刺激したとき、自分が浮かび上がって横たわっている自分を見下ろしているという、幽体離脱の感覚を味わった被検者が現れたのです。

このことから**角回によって夢にも似た幻覚症状が引き起こされるのだろうという仮説が立てられました。**

角回は言語認知、聴覚情報などに関連する領域です。ヒトや動物の進化において早期の段階で獲得されたのではないかとされています。つまり、ほかの動物が敵か味方かといった本性を見抜く生存競争の武器として、脳に組み込まれているのだろうといわれています。俯瞰でものを見る幽体離脱は「自分の内面を凝視する」という人にとっても重要な能力で、トップアスリートには、この超能力を備えている選手が多いといわれています。

幽体離脱は脳の角回というところが活性化して生じる！
トップアスリートには幽体離脱の超能力の持ち主がいる

角回が活性化して生じる

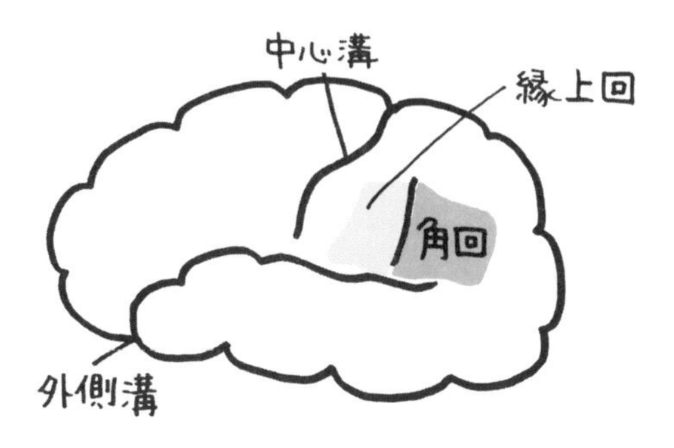

角回
大脳の頭頂葉の外側面にある領域。言語認知などの多くの処理にたずさわっている

幽体離脱とは？

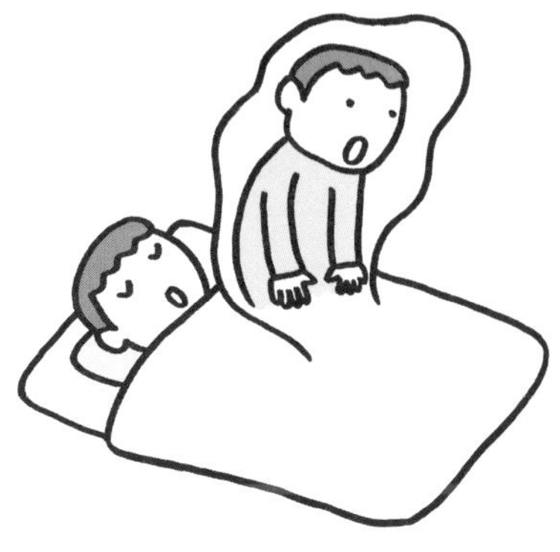

体外離脱体験ともいう。人間の肉体から、心・意識が抜け出す現象

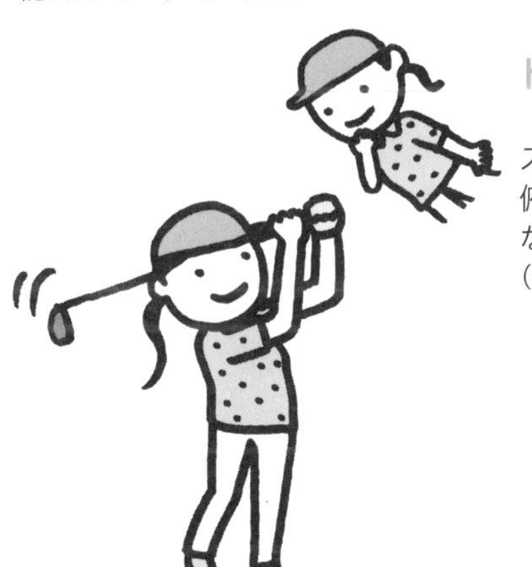

トップアスリートが持つ幽体離脱能力

スポーツ中に、まるで幽体離脱をしたかのように、俯瞰的視点で自分を見つめ、集中すると不思議なパワーがあふれ、好成績をおさめるという
（幾人かのトップアスリートが体験したという）

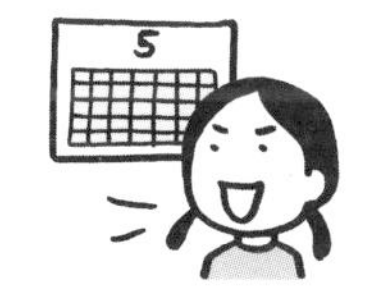

カレンダーの年代、日付、曜日を瞬時に言いあてる

特定の分野で天才的能力を発揮する脳

知的障害や発達障害を持っていながら、ごく特定の分野に限って優れた能力を発揮する症状を「サヴァン症候群」という。たとえば、一度見たものは映像のように頭に残る、一度聞いた音楽はすぐにピアノで演奏してしまうなど突出した能力を持つ人をいう。

3 一夜漬けの勉強が身につかないのは当たり前！

記憶は繰り返さないと長期記憶にならない

私たちは、日々いろいろなものを見たり聞いたり、考えたりしていますが、そのほとんどはしばらくすると忘れてしまいます。**記憶には、覚えている時間の長さによって「短期記憶」と「長期記憶」があります。**数十秒から数分間の短い時間しか記憶できない記憶を「短期記憶」、それ以上保たれる記憶を「長期記憶」といいます。

短期記憶で一度に覚えることができるのは、7つのチャンク（かたまり）といわれます。

短期記憶よりもさらに短い時間、一時的に操作しながら情報を脳にキープして処理する能力を**「ワーキングメモリ」**といい、これが覚えられるのは短期記憶よりもさらに少ない4個といわれています。

短期記憶は一時的に、大脳の奥にある「海馬」に保存されます。海馬は、目や耳などの感覚器から受け取る膨大な情報のうち、重要な情報だけを選んで大脳皮質へと送ります。

感情にかかわることは扁桃体に、体験による「**エピソード記憶**」は前頭葉に、知識などの「**意味記憶**」は側頭葉に、体の動きが伴う「**手続き記憶**」は小脳や大脳基底核にと、それぞれの記憶は記憶の種類ごとに異なる部位に送られ、長期記憶となります。

長期記憶には記憶の①記銘、②保持、③定着、④想起という過程があり、**一度保持された記憶は繰り返すことで定着し、何らかの刺激を受けることで思い出すことが可能になります。**

記憶は、復習などを繰り返すことで定着するため、一度覚えただけではすぐに忘れてしまいます。一夜漬けの勉強が身につかないのはこのためです。まずはしっかり睡眠をとって、記憶を脳に定着させましょう。

何度も繰り返し覚えることで、脳に大切な情報だと判断させると、記憶に残りやすくなります。

記憶には短期記憶と長期記憶がある！
重要な記憶は何度も繰り返すことで脳に定着する

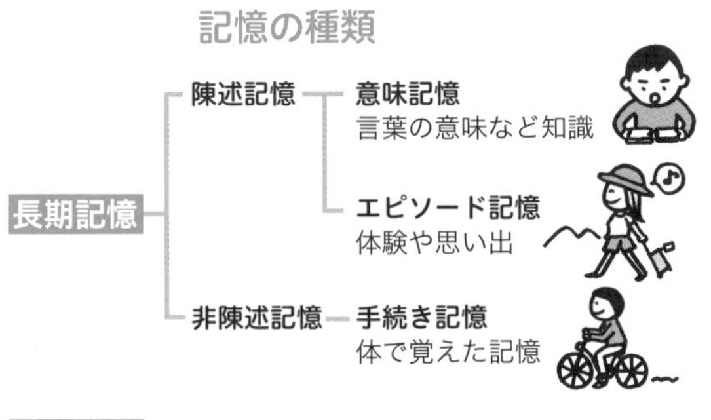

一夜漬けの勉強は
ほとんどが
短期記憶に形成され、
すぐに忘れてしまう

記憶に関与する脳のシステム

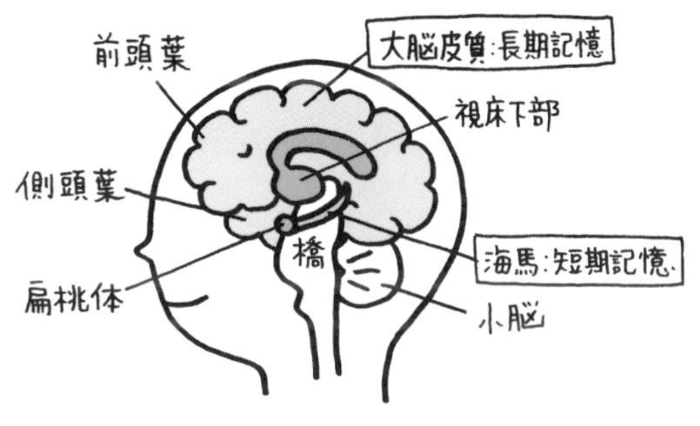

短期記憶は一時的に、大脳の奥にある「海馬」に保存。海馬は、情報のうち、重要な情報だけを選んで大脳皮質へと送る

情報
長期記憶
になる

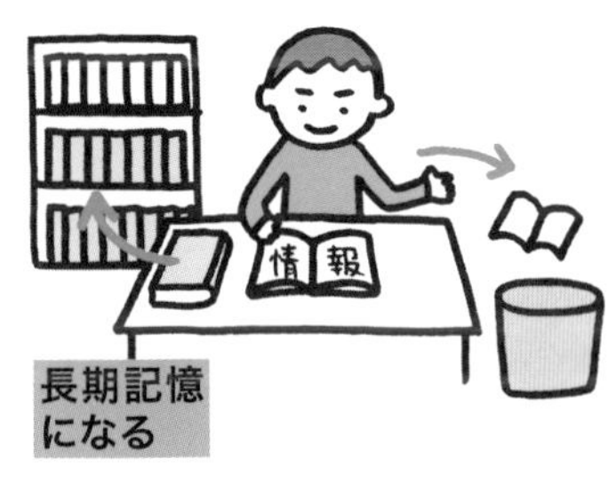

海馬に保存された記憶で何度も繰り返し覚えた情報は、脳が大切だと判断して長期記憶とする

ワーキングメモリは一時的なメモ帳

ワーキングメモリは一時的に情報を脳に保持し、処理する能力で脳のメモ帳ともいえる。たとえば、電話をかける場合、数秒間は電話番号を記憶するものの、電話を終えた途端に忘れてしまう。この短い間だけ情報を記憶する能力をいう。ワーキングメモリの容量は非常に少ない。

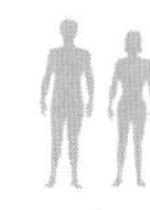

4 なぜ自分でも想像できないような夢を見るの？

蓄積された記憶や情報がアトランダムに出てくるため

睡眠には、体は眠っていても脳は起きている「**レム睡眠**」と、脳は寝ているものの、感覚器や筋肉とはつながっている「**ノンレム睡眠**」があり、睡眠中はこの2つを1セット約90分程度の周期で繰り返しています。レム睡眠とは、眠っているヒトのまぶたの内側で眼球がキョロキョロ動く、急速眼球運動（rapid eye movement：REM）を生じる浅い眠りです。

このとき、**脳内では大脳辺縁系（だいのうへんえんけい）の海馬や扁桃体などの記憶にかかわる部位が活動し、情報の整理や統合、記憶の定着といった、いわゆる脳のメンテナンス作業がおこなわれています**。

記憶を整理して神経細胞のネットワークを修正するのは脳にとって非常に大事な作業ですが、昼間おこなおうとすると大変な脳の容量が必要になります。そこで、進化の過程で獲得したのが睡眠中にメンテナンスをおこなうレム睡眠です。**一方のノンレム睡眠は、大脳皮質の神経細胞の活動が低下し、脳全体の血流も低下する深い眠りです**。脳は休息状態ですが、成長ホルモンの分泌などはこのときにおこなわれます。

夢は、情報の整理や記憶の定着などの情報処理に伴うこれまでの経験や、蓄積してきた記憶・情報を整理する際に、その過程を脳で再現している知覚現象と思われています。しかし、海馬などの記憶に関する部分が覚醒（かくせい）しているものの、思考や判断を担う前頭前野は眠っているので、つじつまの合わないランダムで荒唐（こうとう）無稽（むけい）な夢だったりするのです。

一般的に夢はレム睡眠時に見るとされていますが、ノンレム睡眠時も見ています。レム睡眠は眠りが浅いために起床後よく思い出されますが、ノンレム睡眠時の夢は記憶に残らないのです。

一見つじつまの合わない夢ですが、夢を見るからこそ日中に正常な意識で動けるのかもしれません。

夢を見るのは脳の情報整理や記憶定着の再現
ランダムなのは脳の海馬や前頭前野のしわざ

ランダムな夢を見るのは？

レム睡眠時の脳の状態

前頭前野
休憩中
頭頂葉
休憩中
視床下部
活動的
視覚野
活動的
扁桃体
活動的
海馬
活動的

睡眠時に海馬や扁桃体などの記憶にかかわる部分が覚醒しているものの、判断をする前頭前野は眠っているため、海馬に保存されている記憶がランダムに現れ夢となる

夢は脳のメンテナンスをしているときの再現

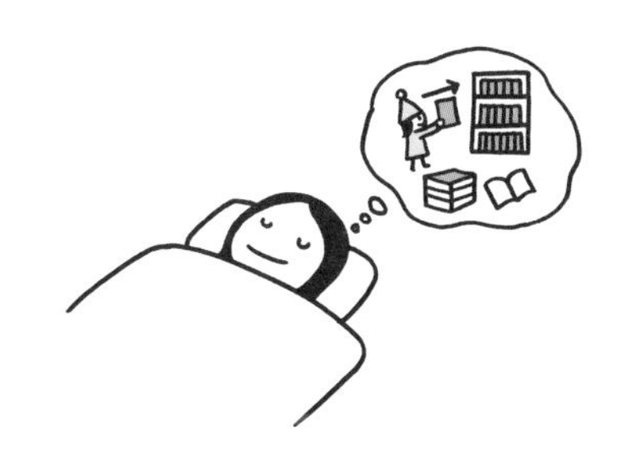

夢は睡眠時に無意味な情報を捨てたり、必要な情報を定着する際に知覚される現象

レム睡眠とノンレム睡眠は約 90 分周期で繰り返される

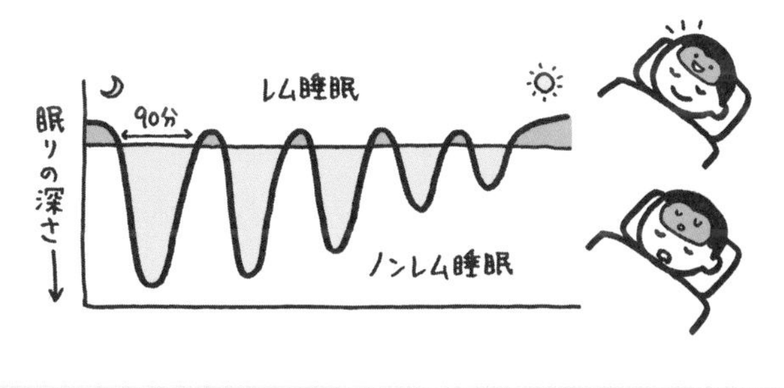

レム睡眠（浅い眠り）
- 記憶にかかわる脳内の部位が覚醒に近づいている
- 体は休んでいるが目玉はよく動く

ノンレム睡眠（深い眠り）
- 大脳皮質は眠っている
- 成長ホルモンを分泌する

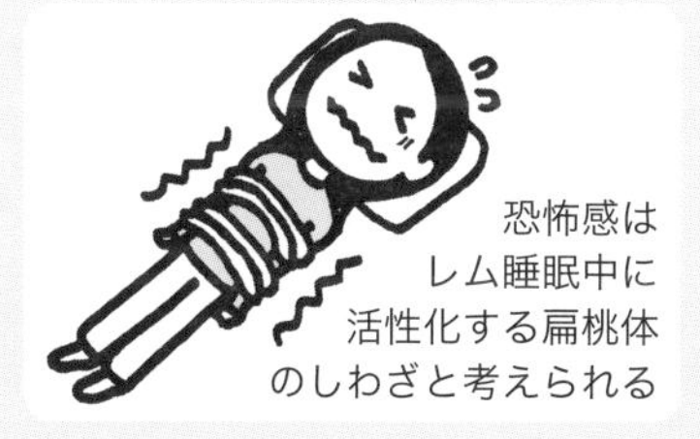

恐怖感はレム睡眠中に活性化する扁桃体のしわざと考えられる

睡眠時の幻覚“金縛り”

意識ははっきりしているのに、体が動かなかったり、声を出そうとしても声が出ない、胸に重たいものが乗っているなどの現象を「金縛り（睡眠まひ）」という。睡眠障害のひとつで睡眠のリズムが狂い、目が覚めたものの体がまだ起ききっていない状態の睡眠時の幻覚。

5 なぜヒトだけが言葉をしゃべれるの？

音声は二足歩行がもたらしたヒト特有の機能

言葉を話すためには、肺から送り出された空気が声帯を振動させ、舌や唇を使って空気を口から外に出す必要があります。**ヒトは哺乳類の中で唯一、口呼吸ができる動物でしゃべることができるのです。**

ヒトがこのように声を持ち、言葉を獲得できたのは、二足歩行をするようなったおかげです。**鼻から吸い込んだ空気が通る気道と食べものが通る食道が垂直に伸び、直結したためだといわれています。**ほかの動物はこの気道と食道が立体交差になって分かれているため、複雑な言葉を話せるほど、口から空気を出すことはできないのです。

ヒトの声は声帯を振動させた空気振動が咽頭腔から口腔と鼻腔に入り共鳴・増幅されて出るのですが、ヒトによる声の違いは声道の器官の長さや形、舌の形などで決まります。

しかし、よく自分の声を録音して聞くと、いつもの自分の声と違って、違和感を覚えることがあると思いますが、録音した声がほかの人に聞こえているあなたの本当の声なのです。

声の聞こえ方には2通りあります。ひとつは「**気導音**」といって口から出た音が空気を伝わり、両耳に伝わって聞こえる音です。もうひとつは、声帯の振動が頭蓋骨に響いて伝わる「**骨導音**」です。自分自身がいつも聞いている声はこの気導音と骨導音の両方が合わさって聞こえているのです。

一方、ほかの人が聞く声や録音した声は気導音のみが聞こえます。つまり、この違いが違和感の原因となっているのです。

ヒトは言葉を獲得したことで仲間とのコミュニケーションをとり、あらゆる情報を伝える手段を持ちました。そして、それが現在のような高度な知識や文化社会を築く基礎となったのです。

ヒトが言葉がしゃべれるのは２足歩行のお土産！
食道と鼻からの気道が直結し、口呼吸が可能になったから

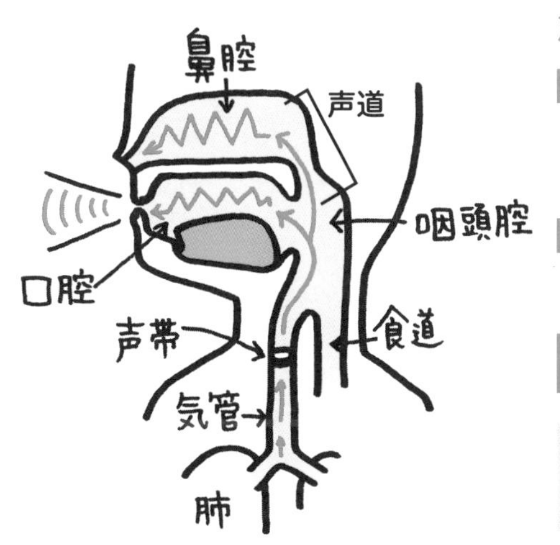

声が出るしくみ

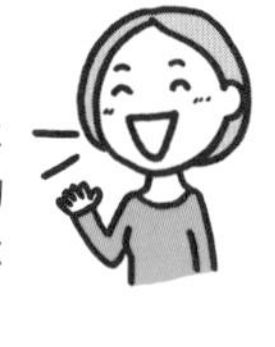

声帯 肺から送り出された空気が声帯を振動し、ブザーのような音を出す

↓

声道 咽頭腔から口腔、鼻腔を通る間に共鳴・増幅され、周波数が強められ、ヒトらしい声になる

↓

言葉として発声

ヒトによって声が違うのは
声道の器官の長さ、形、舌の丸め方、歯並びなどの違いが固有の声を生む

声帯が音を出すメカニズム

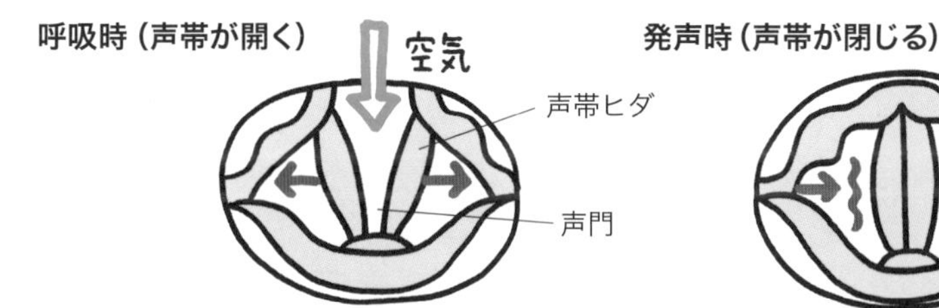

声帯は、左右の壁から張り出した２枚の筋肉のヒダでできている。呼吸時に声帯が開き、空気を通す

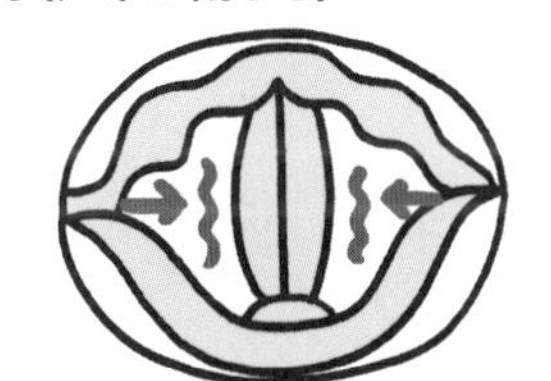

発生時には声帯が閉じ、空気が声帯にぶつかり振動し、音が生まれる。１秒間に何百回もの開閉運動をする

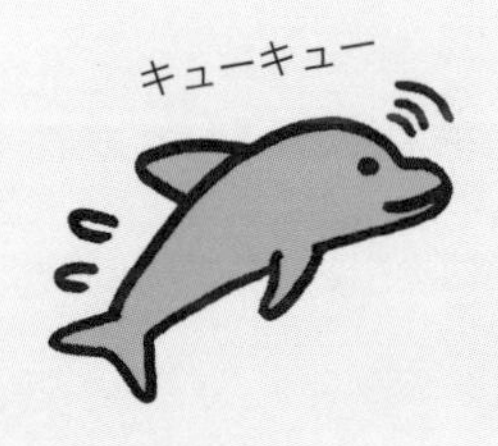

イルカの鳴き声はコミュニケーションシステム

イルカは特殊な鳴き声（シグネチャーホイッスル）を持っており、反響定位といって、声の反響で自分の位置を確認したり、ヒトの言語のしくみに相当するコミュニケーションシステムを持ち、仲間との合図に使ってグループを組んだりしている可能性がある。また楽しげな子どもの歓声のような鳴き声は、純粋に喜びの感情を表しているといわれている。

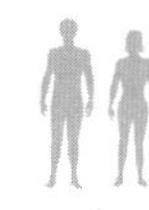

6 一目惚れは単なる脳の勘違い！

脳の幸せホルモンが判断力を鈍らせた

出会った瞬間に一目惚れ……というのは、何やら運命的なものを感じて相手への思いも一気に燃え上がるものですが、**実はこの一目惚れ、脳の勘違いによるものといわれています**。

人には誰にも好みの条件があるものですが、自分の好みにひとつでもあてはまる異性を見ると、脳が「この人は理想の人だ」と勘違いし、とくに好みではないほかの部分には目をつぶってしまうそうです。

こうした一目惚れは、女性より男性に多いといわれます。女性は現実的な人が多く、相手の内面や価値観などを見極めてから相手を好きになることが多いのに対し、男性のほうが外見重視の傾向にあるためだといわれています。

恋をするとドキドキすることがありますが、これは脳内にPEA（フェニルエチルアミン）という神経伝達物質が分泌されるためです。PEAは、脳の一部を麻痺させて判断力を鈍らせるといわれるホルモンです。しかも、PEAの作用によって脳内には〝幸せホルモン〟のドーパミンが大量に分泌されるため、その効果も加わってさらに高揚感が高まります。**このPEAは瞬時に脳内に広がり多幸感で満たされ、脳が恋だと認識し、一目惚れだと勘違いするのです**。しかし、PEAやドーパミンはずーっと分泌されるわけではありません。

PEAの寿命は短ければ3ヵ月、長くても3年程度といわれています。PEAの効力が薄れて冷静に相手を見つめるようになり、関係が冷えてしまったことがある方もいるでしょう。

また、恋愛感情とは別に、好き嫌いの感情も脳が判断しています。好き嫌いの基準は人によって違いますが、脳の扁桃体などの働きによるものとされています。

一目惚れは脳の勘違い
天然の惚れ薬 "PEA" が脳を麻痺させる！

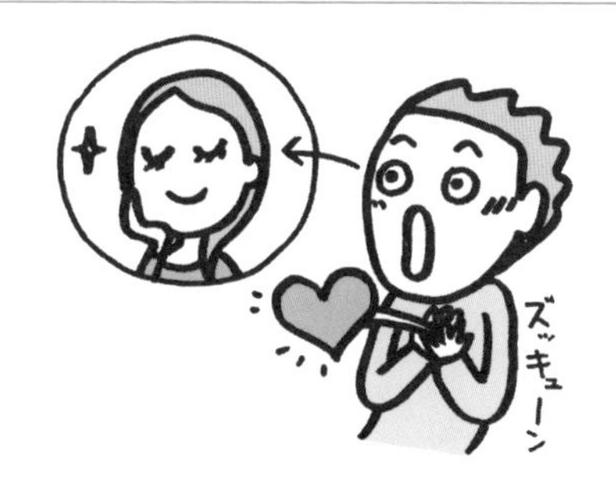

一目惚れ！

男性は本能で恋をするので女性に比べ、一目惚れしやすい

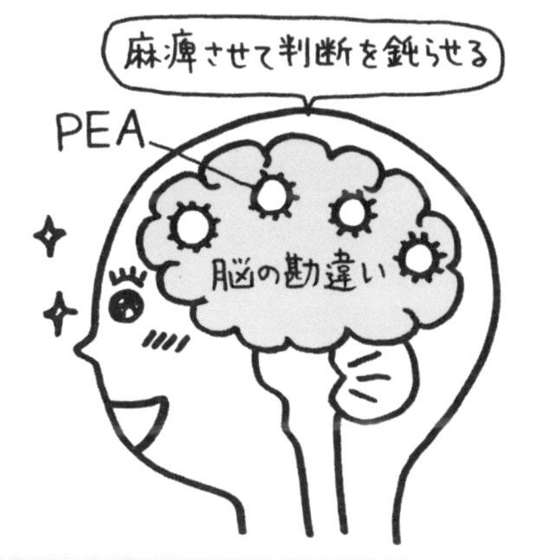

恋に落ちるってどんなこと

PEA が分泌、脳が恋と錯覚し一目惚れし、恋に落ちる

PEA は脳内麻薬
チョコレートにも含まれている物質で、バレンタインデーに送るのは「愛の脳内物質」ともいわれているから。アルカロイド、つまり麻薬の一種でドーパミンと同じ仲間

好き嫌いの感情は扁桃体が作用

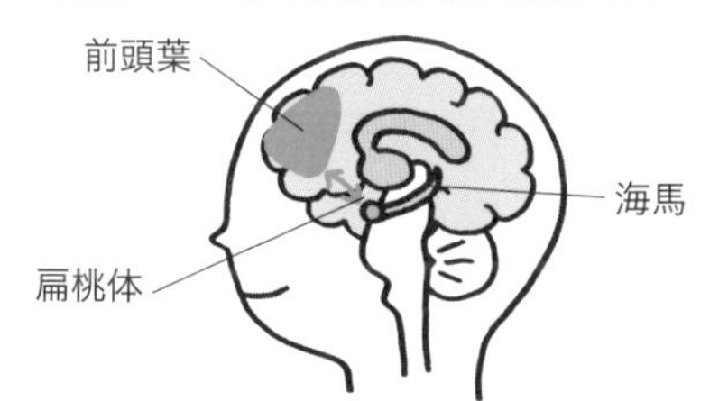

恋愛感情とは別に、好き嫌いの感情がある。この好き嫌いは、海馬からの情報を扁桃体が受け判断。扁桃体が好きという判断をすると、ドーパミンが放出されて前頭葉に伝わる。嫌いのときはアドレナリンが分泌されて、怒りの感情が生まれる

恋は 3 年で冷める！

PEA の寿命は短ければ 3ヵ月、長くても 3 年程度といわれている。これは PEA のような強力な快感をもたらす物質が分泌され続けると、脳内の受容体が破壊されてしまうためだ。効力が薄れて関係が冷えてしまうケースもあるが、恋愛ホルモンがダウンした後は、愛情ホルモンが分泌される。だから恋人関係から夫婦関係などにつながっていけるのだ。

7 「運動神経」のよさはどのように決まるの？

神経ではなく、運動能力が高いか低いか！

運動神経とは、私たちが体を動かすために大脳からの命令を体の各部に伝えるときの〝情報の通り道〟となる末梢神経のことです。運動神経がなければ、私たちは思い通りに体を動かすことができず、歩くことものをつかむこともできません。運動神経の働き自体には善し悪しがあるわけではなく、脳から筋肉に情報を伝える「伝導速度」にも、個人差はありません。

とはいえ、現実にスポーツの得意な人と苦手な人がいるのはどうしてでしょう。

スポーツの上手い下手は、運動神経ではなく〝ある動作を思い通りにできるかどうか〟にかかっています。スポーツが下手な人は、頭ではわかっているのに体がついていかない、思うように動いてくれない、という人です。

反対に運動神経がよいとされる人は、より複雑な情報をより的確に脳に送り、的確な判断をして筋肉へ命令し、筋肉が的確に動く人、ということです。

そしてそれは、**練習の積み重ねによってカバーすることが可能です。はじめは下手でも練習を続けていくうちに上手くなるのは、こうした運動の〝間違い〟を確認した脳の運動野から、小脳に信号を送って脳が神経回路を修正するためです。つまり、正確には運動神経ではなく、「運動能力」が高いか低いか、ということになります。**

神経系統の発達は環境に影響され、20歳を100とした場合、5歳頃にはその80パーセントに達するといわれます。そして、5～12歳ぐらいまでにどのような体の使い方をしたかが、その人の運動能力に大きくかかわります。

そのため、運動能力を伸ばすには、とくに**「ゴールデンエイジ」**と呼ばれる9～12歳頃に適切な運動をおこなうことが重要なのです。

そもそも運動神経って何？
大脳からの命令を伝えるときの「情報の通り道」

運動神経のしくみ

運動指令は大脳から脊髄を通って筋肉へ
（神経回路）

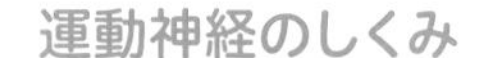

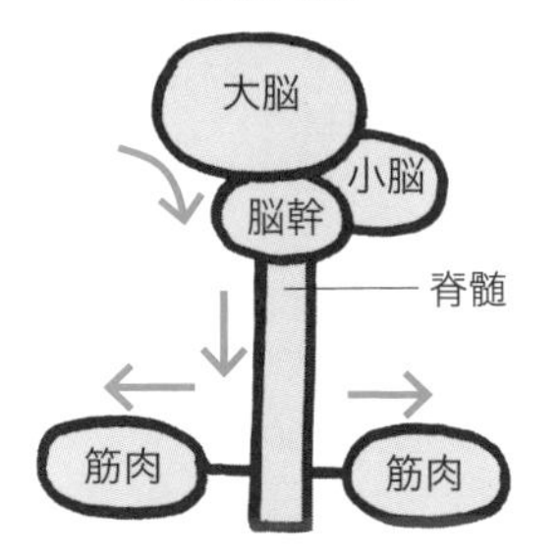

誰でも運動神経はよくなる！

運動神経の回路を
正しく覚えれば可能

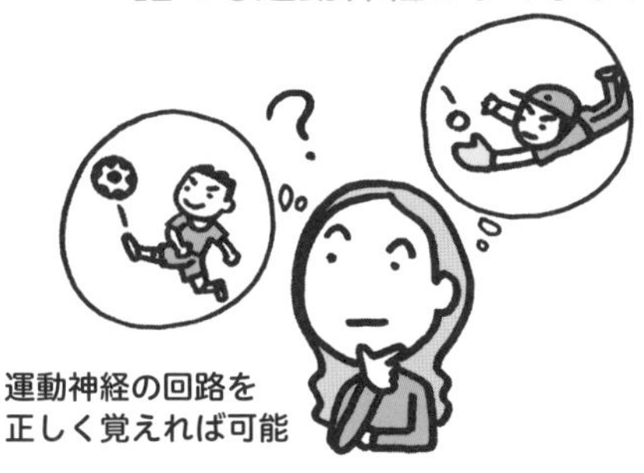

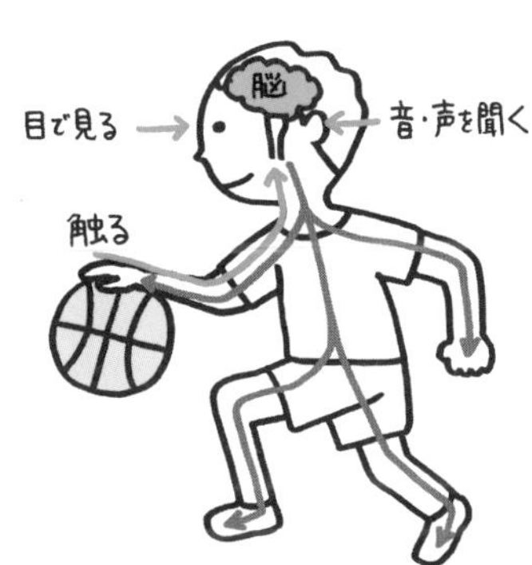

運動神経の回路を正しく覚えるには繰り返しの練習

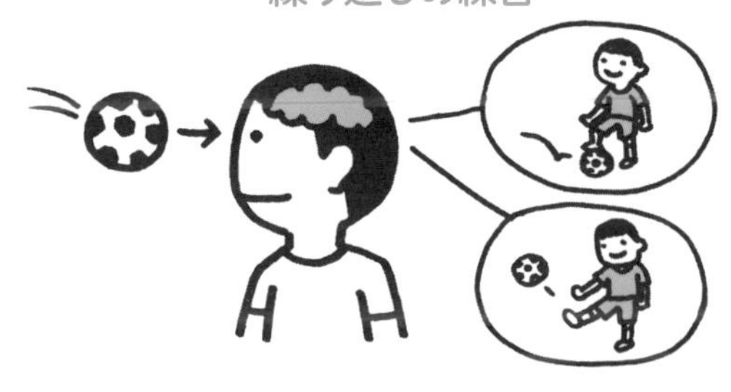

練習を重ねるうちに上手くできたときの神経回路を脳が覚えていて反応する。たとえば、飛んできたときのボールを見て、どの筋肉を動かしたら一番上手に対処できたかを脳は覚えていて、そのときの筋肉を繰り返し動かしているうちに運動能力が高まる

運動オンチは遺伝する？

世界のトップレベルのアスリートは、両親の影響が強い選手が多い。筋肉の特徴などは遺伝的要素があるとされる。しかし、運動オンチになってしまうのは、子どもの頃の外遊びが少なく運動をする機会が少ないケースが多いようだ。ゴールデンエイジに適切な運動をし、運動能力を高めることが大事。

8 「かゆみ」は「弱い痛み」って本当？

別の神経が伝える異なる感覚だが……

たとえば、指先などにケガをすると、体のダメージを知覚する特別な神経細胞組織「**侵害受容器**（しんがいじゅようき）」が脊髄（せきずい）へ信号を送ります。脊髄からは、感覚伝導路を伝わって脳の大脳皮質にある「体性感覚野」と呼ばれる痛みの信号を処理する部位まで運ばれます。すると脳がその情報を認識してはじめて「**痛い**」と感じるのです。そして、痛みを感じることで、**体に何らかの異常や異変があることに気づき、危険から離れるなどの防衛の指令を下します**。

同じように、体の異変を知らせるサインと考えられるものに「**かゆみ**」があります。かゆみは、皮膚の表面が外界から刺激を受けたり、アレルギー反応によって「**ヒスタミン**」**などのかゆみを起こす物質が体内から放出されると、神経線維の末端部分がこれらの刺激を受け取って、その情報を脳へ伝え、脳が「かゆみ」として認識します。**

痛みとかゆみには、いくつかの共通点があることから、どちらも同じ「痛覚神経」を通じて感じる症状で、「**かゆみは痛覚神経が感じる弱い痛み**」と考えられていました。しかし、胃などの内臓に痛みを感じることはあってもかゆみを感じることはないことなどから、**かゆみと痛みは別々の神経によって伝えられることが明らかになったのです。**

かゆみを伝える神経は「C線維」と呼ばれる細く、情報を伝える伝導速度が遅い神経で、伝導速度の速い「A線維」の一部も、かゆみの伝達にかかわることもわかっています。

このようなかゆみと痛みですが、かゆみを引き起こす「**ヒスタミン**」が痛覚にも反応したり、逆に痛覚を刺激するカプサイシンの影響がかゆみにも現れるなど、**現在も痛みとかゆみには複雑に絡**（から）**む何らかの関係があるものと考えられています。**

痛みとかゆみは異なる神経によって脳に伝えられる
でも痛みとかゆみは同じ体の異常を知らせるサイン

痛みのしくみ

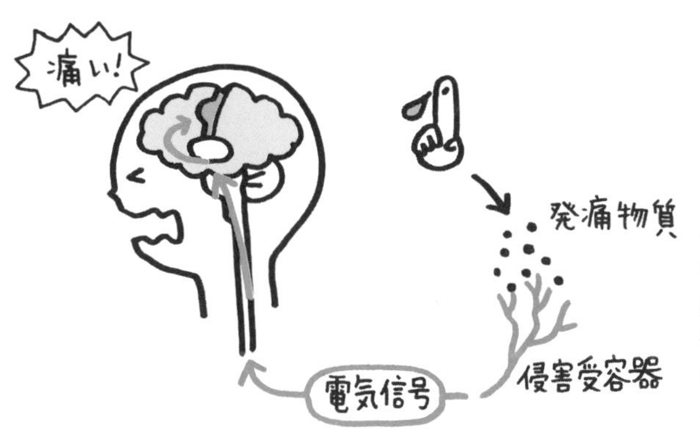

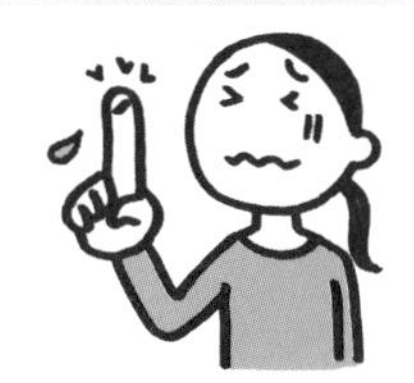

ケガをすると、神経細胞組織「侵害受容器」が発痛物質を感じて、脊髄へ痛み刺激の信号を送る。脊髄を通して脳がその情報を認識して痛みを感じる

かゆみのしくみ

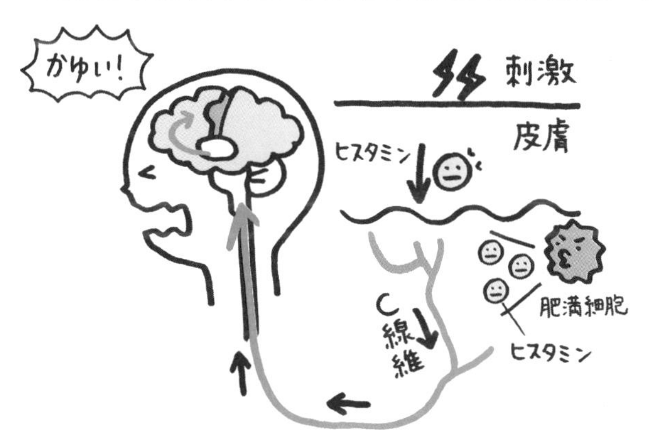

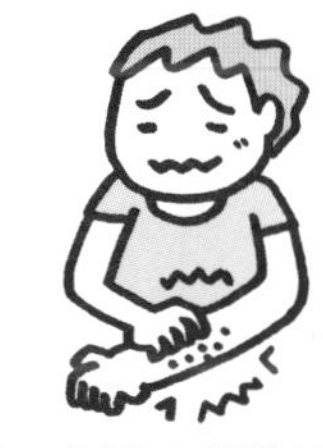

皮膚の表面の刺激や皮膚に存在する肥満細胞から分泌されるかゆみ成分のヒスタミンが、C線維と呼ばれる知覚神経を経て脳に伝わり、かゆみを感じる

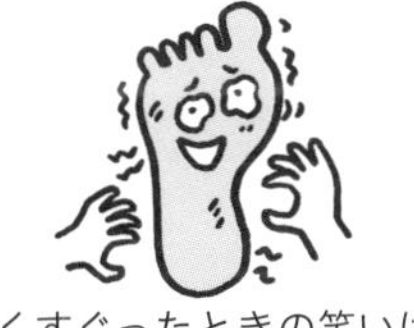

くすぐったときの笑いは自律神経の過剰反応

「くすぐったい」も危険のサイン？

くすぐったいと感じる体の部位は、耳の周辺、首筋、脇の下、足の甲や裏など、動脈が皮膚の近いところを通っている“危険部位”にある。そのため、付近には自律神経も集まって外部からの刺激に敏感な場所。本来小脳がこうした感覚の制御をおこなっているが、他人にくすぐられると予測できず脳が混乱し、その不快な感覚が重なり「くすぐったい」になる。

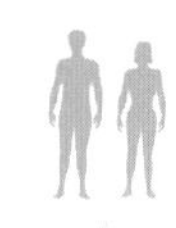

9 なぜ歳をとると、ものを忘れてしまうのか？

加齢によるもの忘れと認知症は違う！

歳をとるともの忘れが多くなり、新しいことを覚えるのにも時間がかかるようになります。もの忘れがひどくなると「もしかして認知症!?」と不安になりますが、加齢によるもの忘れは誰にでも起こるもので、もの忘れ＝認知症ではありません。

そもそも、**認知症とは脳細胞の損傷や活動の低下によって起こるさまざまな障害により、日常生活や社会生活が困難になる状態の総称です。**

おもな原因としては、脳の神経細胞のまわりに「**アミロイドβ**」というタンパク質が蓄積する「**アルツハイマー型認知症**」が有名ですが、ほかにも脳血管性認知症やレビー小体型認知症、前頭側頭型認知症などがあります。また慢性硬膜下血腫（こうまくかけっしゅ）や甲状腺（こうじょうせん）機能低下症などが認知症状を呈することもありますが、、それらはいずれも脳内への血流低下が要因となっていると考えられています。

認知症になると、もの忘れ（記憶障害）だけでなく、判断力や理解力の低下、時間や場所、人がわからない見当識障害、今までできていたことができなくなる実行機能障害など、さまざまな症状が起こります。

加齢によるもの忘れと認知症のいちばんの違いは、「もの忘れ自体を自覚しているかどうか」です。たとえば加齢によるもの忘れの場合、自分のもの忘れを自覚して心配しますが、認知症の場合は忘れたこと自体を忘れてしまい、自覚していないという具合です。また、加齢による場合は体験の一部を忘れたり、ヒントがあれば思い出すことが多いのですが、認知症では体験したこと自体を忘れ、ヒントがあっても思い出せないのが特徴です。

ただし、初期の認知症は、加齢によるもの忘れとの判断がつきにくいため、気になる症状がある場合は、早めの診断を受けることが大切です。

もの忘れと認知症の違いって何？
加齢によるもの忘れと認知機能障害の認知症

もの忘れと認知症の違いを比べてみる

加齢によるもの忘れ

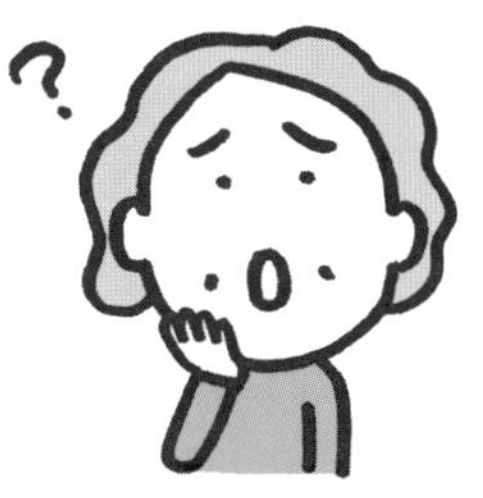

- 忘れたことに自覚がある
- 体験の一部を忘れている
- 生活には支障はない
- 人格は変わらない

認知症によるもの忘れ

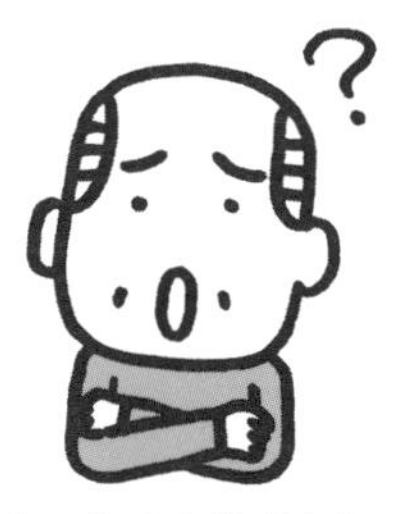

- 忘れたことの自覚がない
- 体験したこと自体を忘れている
- 生活に支障をきたす
- 人格が変わることもある

一番多いアルツハイマー型認知症

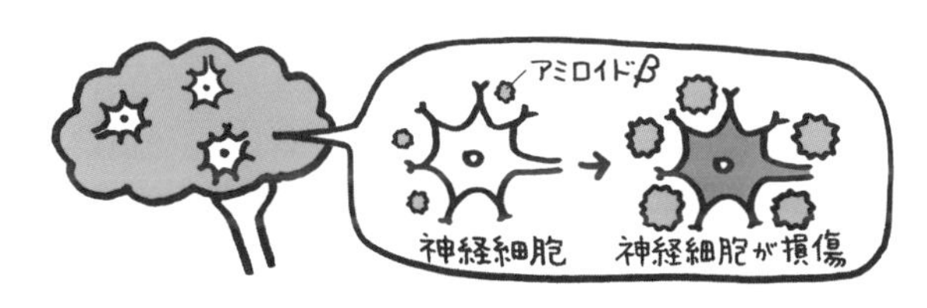

認知症のおよそ半数はアルツハイマー型の認知症、そのほかにレビー小体型、脳血管性認知症などがある

アルツハイマー型認知症
脳が少しずつ萎縮し、認知機能が低下する。アミロイドβタンパク質が異常にたまり、神経細胞が損傷し神経伝達物質が減少する。脳全体が縮小して引き起こされる

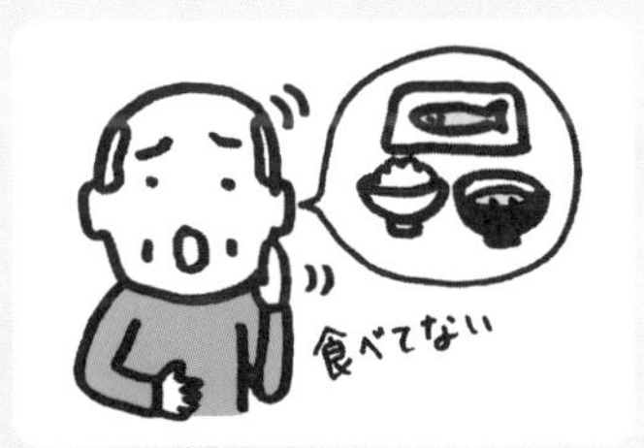

こんな場合は認知症の初期症状

食事をしたことを忘れてしまい、食事をさせてもらえないと勘違いする。買い物に出かけ、何を買うのか忘れるなど。これらは認知症によって起こる認知機能の障害で、「中核症状」という。

AIが人類を支配する世界は本当にくるのか？

これまで人間にしかできないとされていた認識や推論、言語運用、創造などの知的行為をおこなう、人工知能（AI=Aritificial Intelligence）。人間と人工知能の対決では、すでにチェスや将棋、囲碁などのゲームでAIが人間のチャンピオンを破り勝負がついていますが、この先、本当にAIが映画のように自らの意志をもち、人間を凌駕する日がやってくるのでしょうか？

アメリカのAI研究の世界的権威であるレイ・カーツワイル氏は、その著書『The Singularity Is Near：When Humans Transcend Biology』（2005年）の中で、AIが自らを規定しているプログラムを自身で改良するようになると、永続的に指数関数と同じくらいのペースで増加、進化を遂げ、その結果、ある時点で全人類の知性の総和を超えてしまうと予測しています。

この未来予測の概念を「シンギュラリティ（技術的特異点 =Technological Singularity）」といい2045年に起こり、それ以降の発明などはすべてAIが担うようになり、人間にはその進歩を予測することすらできなくなる、と予言しています。

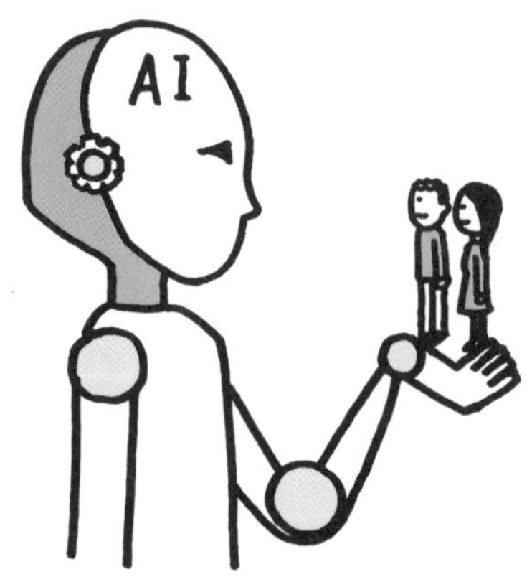

第2章

食物の消化・吸収・排泄
消化器と泌尿器の不思議

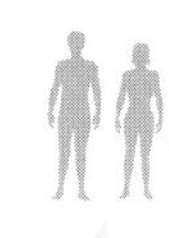

10 唾液、つば、よだれ、違いはあるの？

すべて口の中から分泌された同じ消化液！

唾液、つば、よだれは、すべて口の中から分泌された消化液で、同じ言葉です。一般的に、口の中でつくられる唾液の口頭語的表現を「つば（唾）」といい、それが無意識に垂れたものを「よだれ（涎）」、意識的に外に出したものを「つば（つばき）」といっています。**唾液は99パーセント以上が水分で、残りの1パーセント弱がデンプンを消化するアミラーゼという酵素などが混ざった消化液です。**

食べものと混ざって咀嚼や嚥下をしやすくしたり、細菌の繁殖を防ぐ抗菌作用、粘膜の保護、口腔内の清掃、さらには会話や食事をスムーズにする機能など、重要な働きを持つ成分が含まれています。

強い酸から歯を守る働きも、そのひとつです。歯の表面のエナメル質は酸に触れると溶けてしまう性質があります。つまり、強い酸味のものには毒性の強いものが多いことから、毒を唾液で洗い流そうとする防衛本能です。そのため、梅干しやレモンなどの酸性の食べものが口に入ると、その酸を薄める目的もあって、唾液がいつもより多く分泌されるといわれています。

さらに、**酸っぱいものを見ただけでも口の中に唾液が広がりますが、これは脳が酸っぱいと感じた経験を覚えていて、条件反射によって唾液を分泌するためです。**

唾液は耳下腺、顎下腺、舌下腺や舌や口蓋などの粘膜面に存在する小唾液腺などから成人では1日に約1〜1・5リットルほどが分泌されますが、分泌量は加齢とともに減少するほか、不規則な生活やストレス、糖尿病、薬の副作用などでも減ることがあります。

口を開けて居眠りをしたときなどよくよだれを垂らしますが、これは口で呼吸していることが原因です。口内の乾燥を防ぐために、唾液がよだれとなって大量に分泌された結果ですが、**口呼吸はいろいろな病気のリスクが高まりますので鼻呼吸を意識しましょう。**

よだれ、つばは同じ唾液の口頭的表現
すべて口の中から分泌された消化液！

無意識に垂れたもの

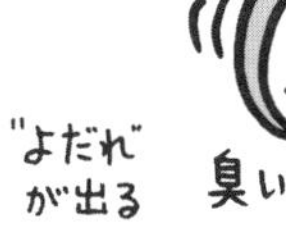

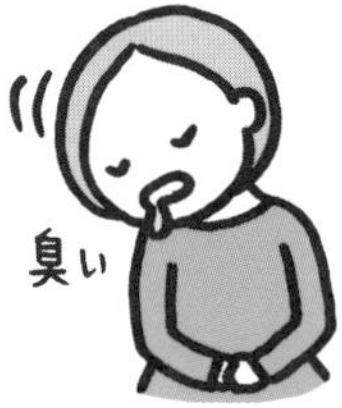

- 唾液の成分は99パーセント水分で、限りなく無臭に近い
- 臭いのは、口の中のウイルス、嫌気性菌、食べ物のカスなどが原因

意識的に外に出されたもの

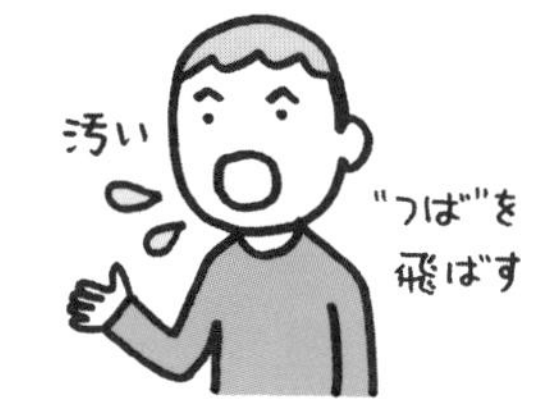

唾液にはすごい力がある！

唾液は、おもに耳下腺・顎下腺・舌下腺という3つの大きな唾液線から1日1～1.5リットルほど分泌される

浄化作用
口腔内の細菌や食べカスなどを洗い流す

抗菌作用
口の中の雑菌の繁殖を防ぐ

緩衝（かんしょう）作用
酸性にかたよった環境を中性にする

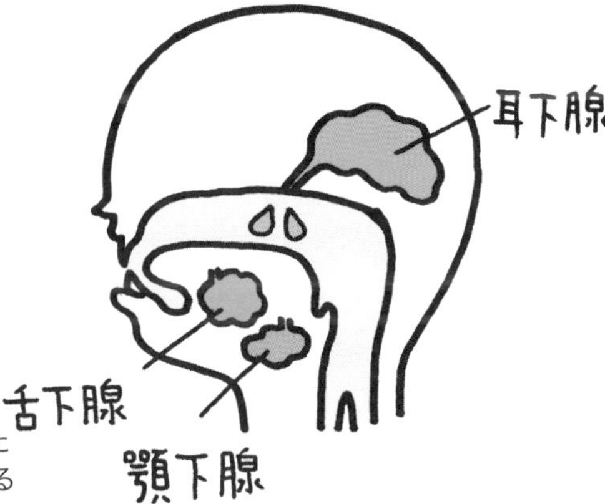

消化作用
消化酵素が食べものを分解し、腸で吸収しやすくする

再石灰化作用
歯の表面のエナメル質を修復し、虫歯を防ぐ

粘膜保護作用
粘膜を潤（うるお）し、損傷を防ぐ

酸っぱいものを見ただけで、唾液が出るのは条件反射

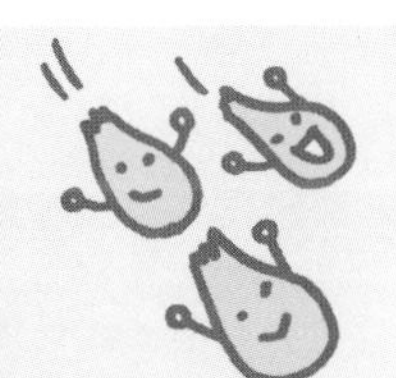

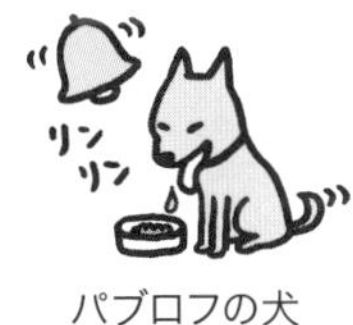

パブロフの犬

脳が酸っぱいと感じた経験を覚えていて、酸っぱいものを見ただけで、条件反射で唾液を出す。犬にエサを与えるときに必ずベルを鳴らすと、エサがなくてもベルを鳴らすだけで犬はよだれを出す「パブロフの犬」の実験が有名。

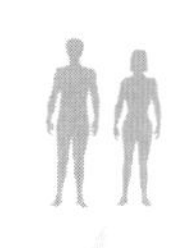

11「甘いものは別腹」なんて本当にあるの？

伸縮自在の胃は、最大約15倍にも膨らむ!?

胃は、非常に膨張性に富んだ臓器です。成人の場合、**空腹で何も入っていないときの容量は約100ミリリットルで、野球のボールくらいの大きさですが、満腹時には大きく膨らみ、最大で1・5リットル程度の食べものをため込むことができ、詰め込めばそれ以上に膨張するといわれています**。胃のおもな働きは送られてきた食べものを一時的に貯え、お粥のようにどろどろに消化して少しずつ小腸に送ることです。

胃は、胸部と腹部の境にある横隔膜より下方の左寄りのところに位置します。**横隔膜の直下にあるのは肝臓だけなので、胃は残りのスペースを使い、自由自在に伸縮することがきるのです**。

「**甘いものは別腹**」という言葉があります。通常、満腹になると脳の視床下部にある満腹中枢が、「もう十分」という信号を出して食べるのをストップさせます。しかし人間は、好きなものを目の前にすると、「食べたい」という気持ちのほうが上回り、**「オレキシン」という脳内ホルモンが分泌され、胃の筋肉を緩ませ、たとえ満腹でも胃の中に新たな食べ物が入るスペースをつくるのです**。腹7分目が長生きのもとといわれる昨今、やはり、食べ過ぎには十分に注意が必要です。まだ食べられると思っても、少しもの足りないくらいでやめておきましょう。

ところで、一度に10キログラム以上の食べものを平らげるフードファイターの胃は私たちの胃とどう違うのでしょう。**彼らはトレーニングによって胃の柔軟性を高め、許容量を少しずつ広げているので、本来の容量自体は普通の人とほとんど変わりません**。

胃は、そのほぼ全部が筋肉でできているため、トレーニングで鍛えるのは有効な手段ともいわれています。しかし、危険性もあるので遊び半分で、真似をするのは止めましょう。

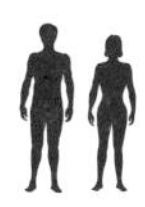

胃はどこまで膨らむの？
膨張性にとみ、最大15倍ぐらいまでになる！

食前

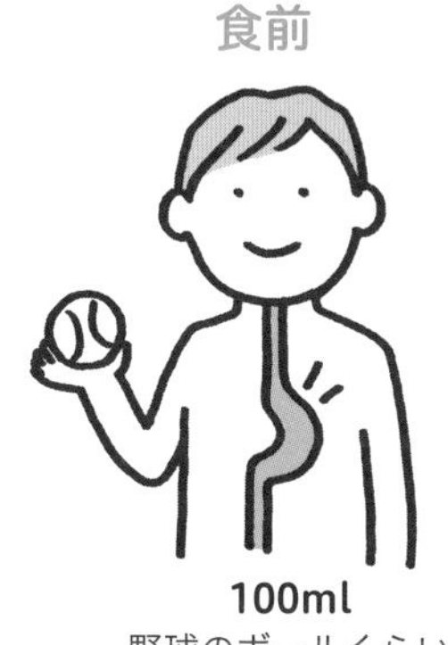

100ml
野球のボールくらい
のサイズ

胃の本体は
筋肉でつくられ、
ゴムのように
伸び縮みができる

食後

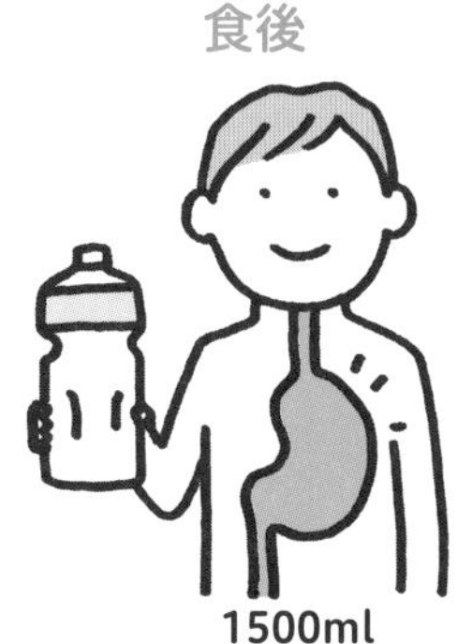

1500ml
1.5リットルのペットボトル
と同じくらい

「甘いものは別腹」は脳のしわざという説

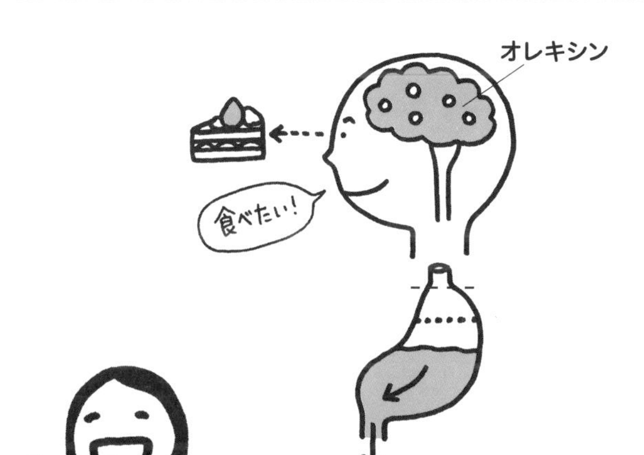

甘いものを見る

脳内ホルモンの
「オレキシン」が分泌

↓

胃の筋肉を緩めて小腸に
胃の内容物を送り出し、
満タンの胃に新しいス
ペースをつくる

フードファイターとして活躍している人は、水を大量に飲むなどのトレーニングで胃を巨大化しているらしい

大食いのヒトの胃は普通のヒトとあまり変わらない

大食いの人は、内臓の位置が胃が膨張しても邪魔にならない、腸の蠕動運動が活発で、食べたものが胃から腸にストンと移り栄養吸収がされにくい、満腹感を覚えないなどの生まれつきの身体的特性が考えられるが、本来の容量自体は普通の人とあまり変わらない。

12 空腹になるとお腹が鳴るのはなぜ？

胃や腸が元気に働いている証拠！

お腹が減ると「グゥ～」と鳴ることを「腹鳴（ふくめい）」といいます。胃の中に食べものが入ってくると、入り口の噴門（ふんもん）から出口である幽門（ゆうもん）に向かって胃が波打つように動く蠕動（ぜんどう）運動が起こります。蠕動運動によって攪拌（かくはん）された食べものは、胃液の中のペプシンによってタンパク質が分解され、粥状（じゅくじょう）になって十二指腸へ送られます。そして、胃が空（から）になると十二指腸からモチリンというホルモンが分泌され、**「空腹期収縮」**と呼ばれる強い収縮運動が始まります。

この収縮が一因となって、**胃の中に残っているわずかな食べもののカスなども十二指腸に移動しますが、このとき、胃腸の中の空気が圧迫されて「グゥ～」という音になるのです。**人に聞かれると恥ずかしいものですが、**お腹が鳴るのは胃腸が活発に動いている証（あかし）であり、胃腸が元気な証拠**で、胃や小腸に残っていた食べカスを空っぽにする、消化器官の掃除の効果があります。

むしろ間食や寝る前の食事で胃の休む間がなく、空腹を感じないようでは、高血圧や糖尿病などのリスクも高まり、注意が必要となります。

そもそも私たちは、胃が空になったから空腹を感じるのではありません。激しい運動などのあと、血液中の血糖値が低下し、代わりに体に蓄（たくわ）えていた脂肪を分解してエネルギーをつくるときにできる遊離脂肪酸が増えたことでエネルギー不足＝空腹感の一因として認識され、新たなエネルギーの補給をうながすのです。

また、**「飢餓（きが）収縮」といって食べものが胃から腸へと送られるときにガスが発生したり、緊張やストレスから胃や腸が刺激されてお腹が鳴ることもあります。**

下痢でお腹が痛くておへそあたりがゴロゴロなるのは、消化や栄養素の吸収が済んだ食べものをすぐに外へ出そうと小腸や大腸が激しく動いている音の場合もあります。

お腹が鳴るのは？
胃腸が活性化し元気に働いている証拠

胃腸の収縮で
食べ物のカスを
掃除してるんだ！
元気だよ!

グゥ〜

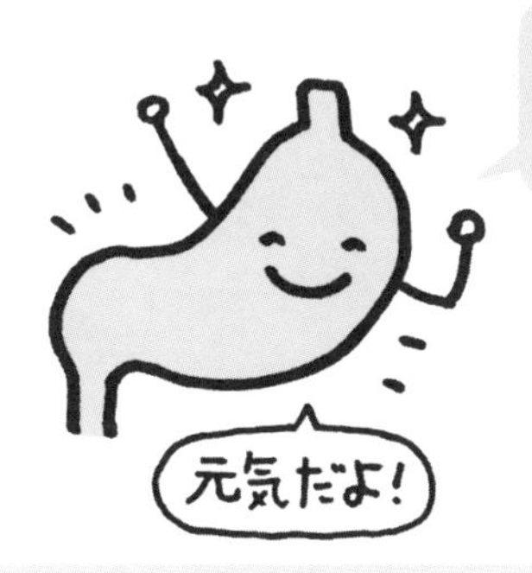

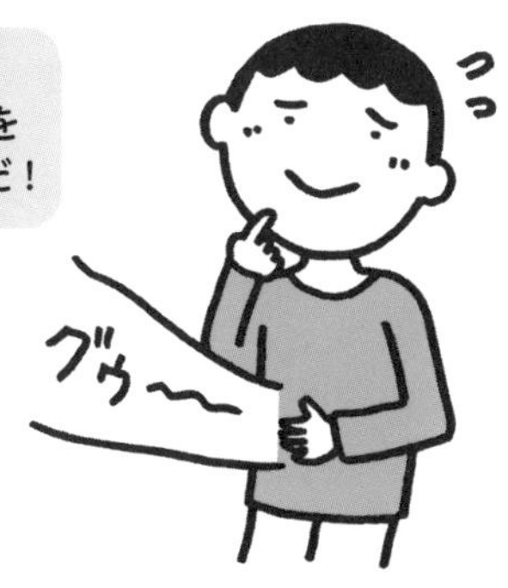

お腹が鳴るしくみ

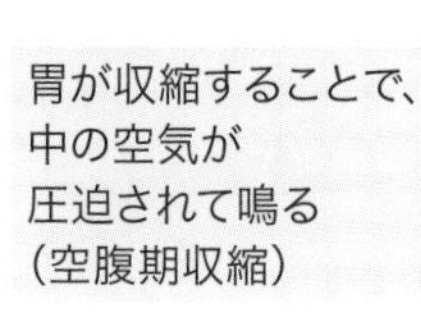

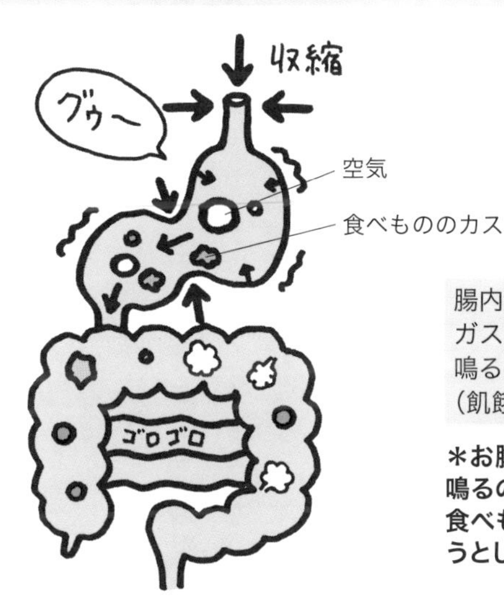

腸内細菌で発生する
ガスに腸が刺激されて
鳴る
（飢餓収縮）

＊お腹が痛くてゴロゴロ鳴るのは、吸収が済んだ食べものを早く外へ出そうとしている状態

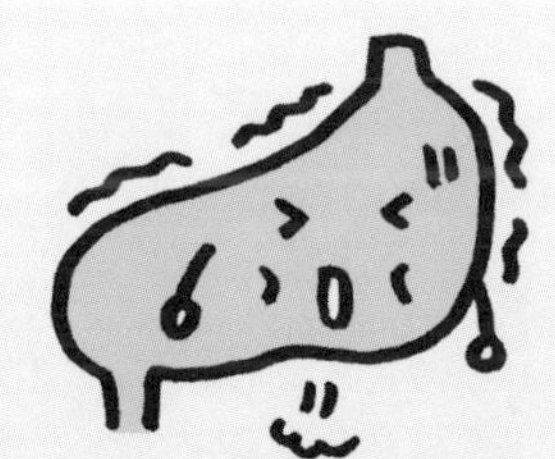

腹痛と下痢を繰り返す「過敏性腸症候群」

過敏性腸症候群とは、とくに消化器の疾患がないにもかかわらず、腹痛や腹部膨満感を伴う便通異常を起こすストレスにより発症する心身症疾患のひとつ。通勤電車の下痢などで突然腹痛に襲われて、トイレに駆け込む症状は代表例。

13 食後の胸焼けってどんな症状なの？

胃液や胃酸の逆流による粘膜への刺激による痛み

暴飲暴食をしたり、脂っこいものを食べたときにみぞおちから胸のあたりにかけて食道がチリチリと焼けつくような痛み、違和感を感じることがありますが、これが「**胸焼け**」です。

この症状は胃の入り口にある噴門の「**下部食道括約筋」が開いて、食塊とともに胃液や胃酸が逆流し、食道などの粘膜を刺激することが原因です。**

胃は本来、食べものが入ると噴門が閉じて逆流を防ぐしくみになっています。ところが、食べ過ぎなどで消化に時間がかかると、胃の中で渋滞が起こります。

そのとき下部食道括約筋の締まりが緩くなっていると、逆流して「胸焼け」を起こしてしまうのです。このような症状を、「**胃食道逆流症（GERD）**」と呼びます。GERDには、食道粘膜にびらんや潰瘍がみられるものとみられないものがあります。内視鏡検査で異常な病変がみられるものを「**逆流性食道炎**」といい高齢者や肥満の人に多くみられます。

一方、食道粘膜に病変がみられないものを「**非びらん性胃食道逆流症**」と呼び、こちらは比較的若く痩せ型の女性に多いという傾向があります。

GERDは、肥満や妊娠中、便秘などで内臓に常に圧力がかかっている場合になりやすく、空腹時や夜間の胸焼けが特徴的症状です。喉の違和感や声がれ、胸の痛み、咳など、食道以外での症状がみられることもあります。

また、食道の粘膜は、胃の粘膜と違い、胃酸の刺激から身を守るしくみを持っていないので、逆流性食道炎が繰り返されると「**バレット食道**」になり、バレット腺がんという食道がんになる可能性もあります。

脂っこいものを摂ると胃酸の分泌を促進しますので、低脂肪食をとること、禁煙、節度ある飲酒など生活習慣の改善も必要です。

胸焼けってこんな症状が出る！
食べ過ぎ、飲み過ぎ、脂っこいものに注意！

ムカムカする

酸っぱいものが上がってくる

喉の奥がチリチリした感じがする

胸が痛い

食後気分が悪い

喉の奥のつかえ感が取れない

胸焼けが起こるしくみ

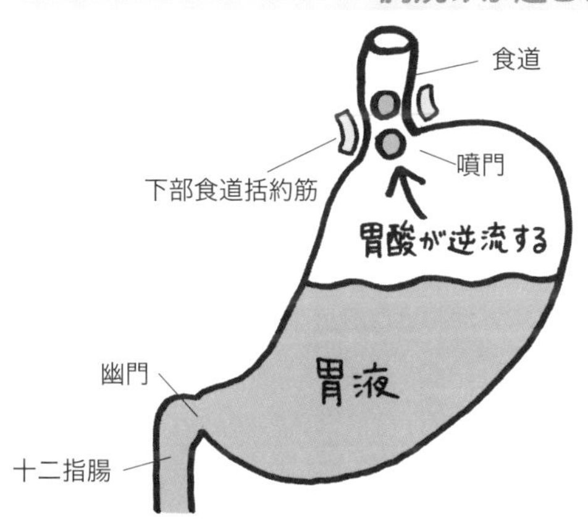

胸焼け
食べ過ぎや脂っこいものなどを食べたとき、胃の下部食道括約筋が緩んだり、腹圧が上昇したりして胃の内容物や胃酸が逆流して起こる症状

内視鏡検査で食道粘膜に異常な病変（びらん・潰瘍）などがみられるものを「逆流性食道炎」という

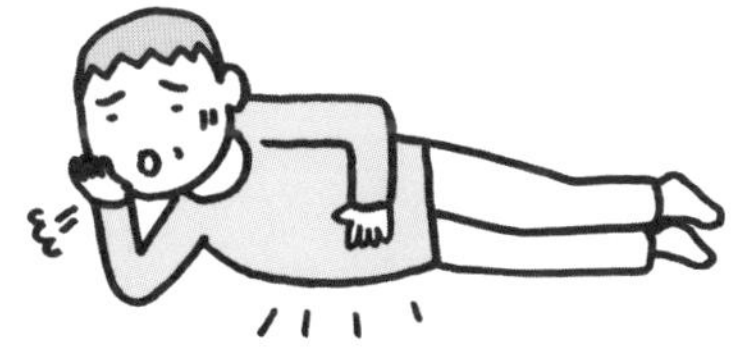
逆流予防のために食後すぐに横にならない

「胃食道逆流症」防止にこんな生活習慣は止めよう！

- 食べ過ぎ、とくに脂っこいものには注意
- 酒の飲み過ぎ、喫煙
- 前かがみの姿勢
- ベルトを強くしめる
- ストレスをためる

14 腸は「第2の脳」ってどういう意味？

脳と腸は連動している特殊な関係

腸は唾液や胃で分解できなかった脂肪を分解し、小腸の内側にある絨毛（じゅうもう）と呼ばれるヒダから栄養素を体内に取り込んで大腸で水分を吸収し、有害な物質とともに便として排泄（はいせつ）する器官です。

腸には脳に次いで多くの神経細胞が存在するといわれ、「腸管神経系」と呼ばれる独自の神経系を持っているだけでなく、これによって**脳からの指令がなくても独立して機能できることから「第2の脳」とも呼ばれています**。しかし、脳との関係も密接で、脳でストレスを感じるとお腹が痛くなったり、反対に腸の不調が不眠や不安、うつを招くなどの「**脳腸相関**（のうちょうそうかん）」がみられます。

また、**幸せホルモンといわれる神経伝達物質「セロトニン」は約90％が腸内でつくられており、感情も腸内環境で決まるといっても過言ではありません**。腸内には体内の免疫細胞の約60％が存在するなど、いちばんの免疫器官でもあります。**とくに腸内には数100種類、約100兆個もの細菌がいるといわれ、同じ種類ごとにかたまりとなって「腸内細菌叢（ちょうないさいきんそう）」を形成しています**。これらは「**腸内フローラ（お花畑）**」とも呼ばれています。腸内細菌は、その働きによってわかりやすく「**善玉菌**」と「**悪玉菌**」、そしてどちらにも働く「**日和見菌**（ひよりみきん）」の3タイプに分けられることがあります。

菌のバランスは、年齢や食生活、体調などのさまざまな要因によって日々変化しますが、**健康な人であれば善玉菌20％、悪玉菌10％、「日和見菌」70％の割合となっています**。しかし、善玉菌として有名なビフィズス菌などは、60歳を過ぎる頃から急激に減少し、加齢とともに腸内環境が悪化します。

腸内バランスが崩れると、便秘や下痢、アレルギー、慢性的な体の不調など、さまざまな悪影響が出てくるため、積極的に腸内フローラを整えることが大切です。

腸が第2の脳といわれる理由！
腸は独立した機能を持ちながら脳とも深い関係にある

腸から脳へ
腸内環境が変わることで、不安になったりリラックスしたりする

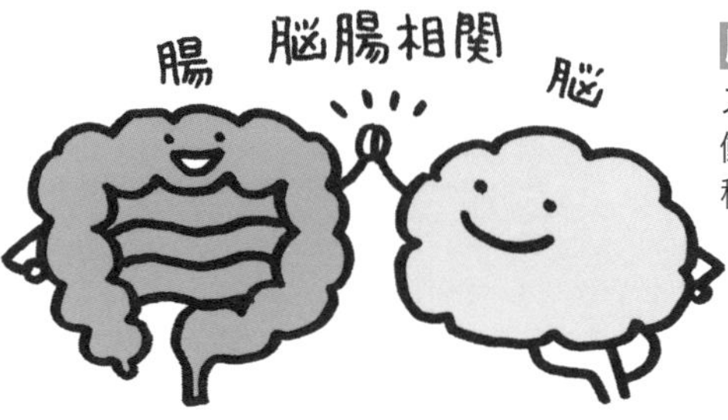

脳から腸へ
ストレスにより腸の働きが変化し、便秘や下痢になる

脳腸相関とは
脳と腸が、自律神経やホルモンを通じて、お互いに密接に影響を及ぼし合う関係

腸が第2の脳といわれるすごい力

腸内フローラ
腸内に棲んでいる細菌は、菌種ごとのかたまりとなって張りついている。この状態がお花畑（FLORA）のように見えることからこの名がある

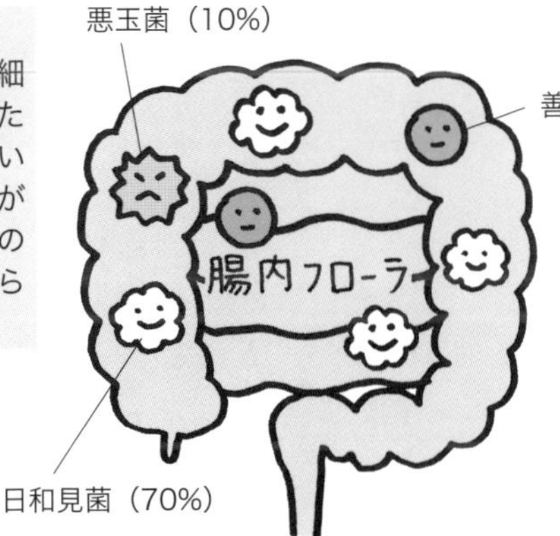

- 脳内物質といわれている幸せホルモン「セロトニン」の約90%は腸でつくられている
- 体内の約60%もの免疫細胞が存在して、外敵の侵入に備えている

腸食で摂りたい食品

発酵食品 善玉菌を増やす

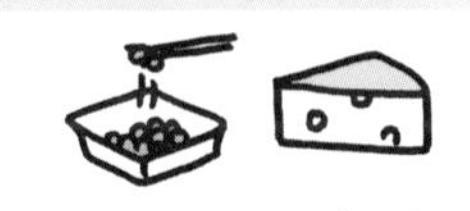

納豆・チーズなど

食物繊維・オリゴ糖 善玉菌のエサとなる

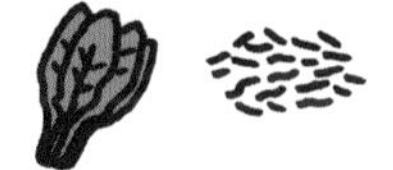

ほうれん草・ヒジキなど

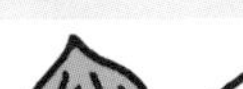

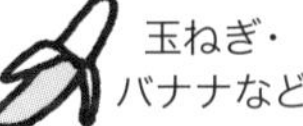

玉ねぎ・バナナなど

＊糖質を含む食品の一種なので摂り過ぎに注意

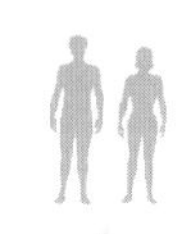

15 おならとゲップ、どっちが臭い!?

おならの臭さのもとは腸内環境にある

「出物腫れ物所嫌わず」といわれるように、出てほしくないときに限って出てしまう**「おなら」と「ゲップ」は同じ空気からなる、いわば兄弟同士の間柄です。**

息を吸ったときに吸い込む空気は、気管を通って肺に行きますが、おならやゲップのもとの正体は、食べものと一緒に飲み込んだ空気です。

私たちは、食事をしたり唾液を飲み込んだとき、おしゃべりをしているときなど、知らないうちに空気を一緒に飲み込んでいます。ほかにもビールや炭酸飲料を飲むことで発生した二酸化炭素などのガスは、胃の上部にある「胃底部」にたまっていきます。これらがいっぱいになり、**一定量を超えて圧力が高まると、胃が楽になろうとして噴門を開き、逆流して口から出るのがゲップなのです。**

一方、残りの空気は食べもののカスと一緒に腸に移動し、おならとして肛門から出ていくのです。空気の成分は窒素と酸素、二酸化炭素などですが、空気は臭くないのにおならが臭いのはなぜでしょうか。

それは、**腸内の細菌が大腸に運ばれてきた食べもののカスを分解し、栄養とする際に出る腸内細菌から生まれる硫化水素などのガスが、においのもととなっているのです。**そのため、おならのにおいは、その人が食べたものによって変わります。

肉類やチーズ、卵などの動物性食品やニンニクなど臭いのきつい食品からは臭いガスが発生し、芋やキャベツなどの繊維質の多い野菜から出るガスには、あまりにおいはありません。臭さのもとは腸内環境にあるようです。

一般に、健康な人では1日に平均して5〜6回はおならをするといわれます。おならを我慢すると健康を害する可能性がありますから、無理な我慢はしないようにしましょう。

おならとゲップのもとの正体は同じ成分！
食べものと一緒に飲み込んだ空気だった

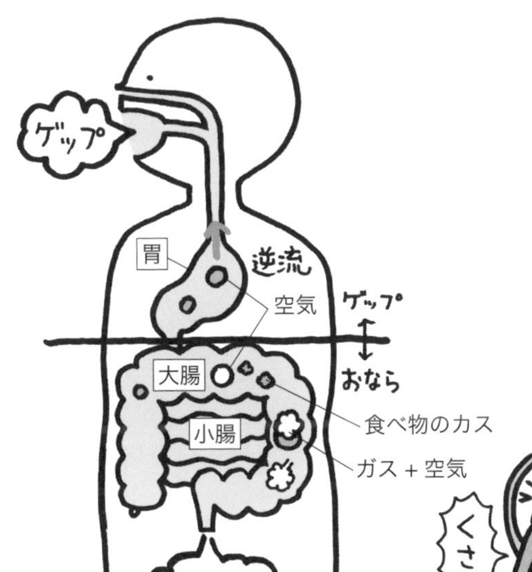

おならとゲップが出るしくみ

ゲップ

空気や二酸化炭素などのガスが胃の上部にたまり、一定量を超えて圧力が高まると、胃の噴門が開き、逆流して口から出る

おなら

腸内に運ばれてきた空気や食べもののカスを腸内細菌が分解し、栄養とする際に出る硫化水素などのガスが肛門から出る

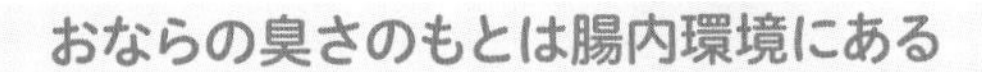

おならの臭さのもとは腸内環境にある

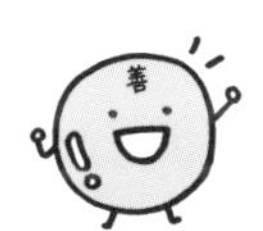

善玉菌が分解した食べものの場合、においの少ないガスで、臭くない

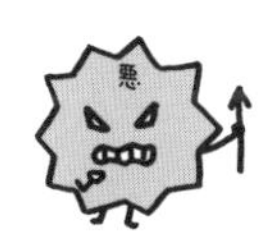

悪玉菌が分解した食べものの場合、アンモニア、硫化水素などを含んでいるため、臭いガスになる

おならを我慢すると口から出るの？

おならの成分の一部は体内に吸収され、血液に入って全身を巡（めぐ）ったり、尿に溶け込んだり、肺を経由して吐く息と一緒に外に出ることもあるので多少臭いこともあるらしい。ただ、おならそのものが口から出るのではないので、あまり我慢しないほうが体にとってはいいようだ。

16 お酒に強い人と弱い人、いったい何が違う？

アルコールを上手く分解できるかどうかは遺伝！

お酒を飲むと酔うのは、体内でアルコールが代謝される過程でできる「**アセトアルデヒド**」という物質が原因です。

体内に取り込まれたアルコールは、胃と小腸から吸収されて肝臓に送られます。肝臓ではまず、アセトアルデヒドに分解され、さらに酢酸（さくさん）となって血液によって全身を巡り、最終的には二酸化炭素と水に分解されて汗や尿、呼気として体外に排出されます。

アセトアルデヒドの分解に必要な「**アルデヒド脱水素酵素（ALDH）**」には活性型と低活性・不活性型があり、**お酒に弱い人はALDHの活性が生まれつき弱い（低活性）か、欠けている（不活性）ため、アセトアルデヒドをうまく分解できないのです。そこでビールコップ1杯の飲酒でも顔が赤くなったり、吐き気、頭痛や眠くなるなどの「フラッシング反応」を引き起こします。**

日本人の場合、約40％が低活性型、約4％が不活性型といわれ、半数近くが〝お酒が弱い〞人となります。

低活性のタイプは遺伝するため、両親がお酒に弱い人は無理せずお酒とつき合うことが大切です。

アルコールを飲んでいて楽しい気分になるのは、飲酒は脳内の神経物質「ドーパミン」の分泌をうながすからです。さらにストレスを抑える「セロトニン」の分泌をもうながし、楽しい気分を盛り上げると同時に、ストレスから心身を開放する働きもあるのです。

しかし、長期にわたる大量の飲酒は脂肪肝や肝硬変などの肝障害を引き起こし、アルコール依存症などの原因ともなるので、あくまで〝適量〞をたしなむようにしましょう。

毎日適量を飲酒する人は、まったく飲まない人やときどき飲む人より、心筋梗塞などの循環器系の疾患による死亡率が低いというデータもありますが、お酒にまつわる知識を知って、楽しく飲むことが肝心です。

お酒の強い人と弱い人の差は？
悪酔いの有害物質を分解する酵素が強いか弱いか！

お酒の弱い人は……
お酒を飲んだときに発生する毒性の強い・アセトアルデヒドを分解する酵素（ALDH）の代謝力の働きが弱い。このタイプは遺伝をする

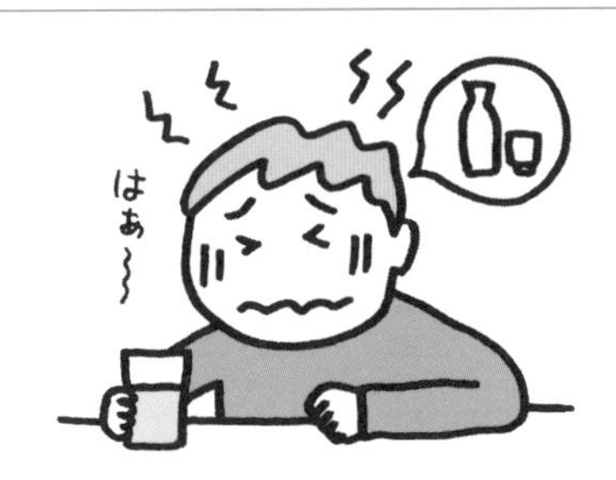

アルコール分解のしくみ

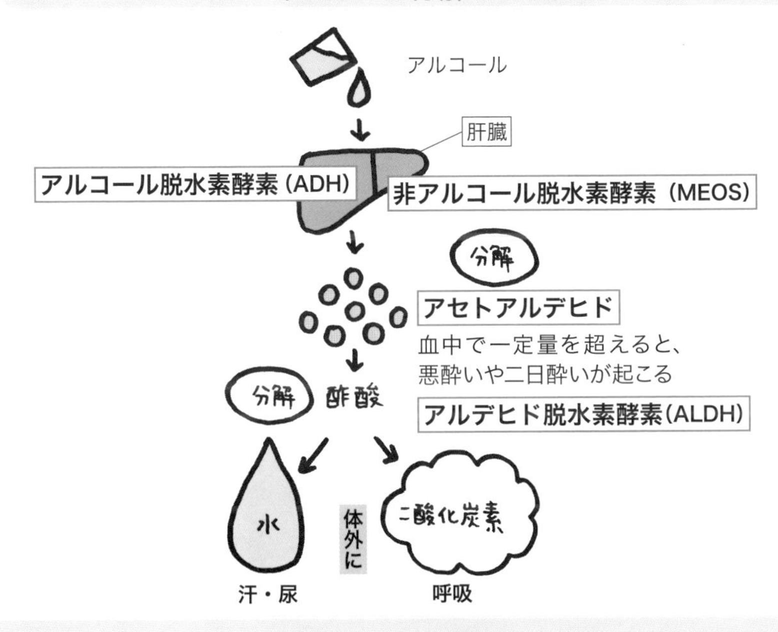

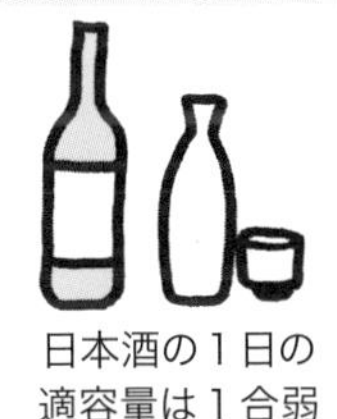
日本酒の1日の
適容量は1合弱

お酒は少し訓練すれば強くなるか？

お酒の弱い人は生まれつき、訓練どころか無理に飲むことは厳禁。多少飲める人がより飲めるようになるのは、脳のアルコールに対する感受性が鈍くなったせいと思われる。習慣化してアルコール依存症になる危険性があるので要注意。

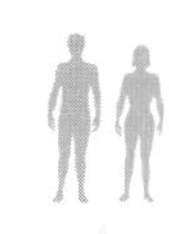

17 食後や急な運動でお腹が痛くなるのはなぜ？

いろいろな説があるが「腹膜のこすれ説」が有力

急に走り出したり、食後すぐに運動をするとお腹が突然痛くなって困ったことはありませんか。この痛みは英語で「**スティッチ（Stitch）**」と表現され、縫い針を意味します。

その原因にはいろいろな説がありますが、「**脾臓の収縮**」もそのひとつといわれています。脾臓は免疫や造血、血液の貯蔵を担っています。激しい運動をすると筋肉がたくさんの酸素を必要とするために全体の血液量が足りなくなります。その際、**中にためられていた血液を送り出すために脾臓が急激に収縮し、左脇腹に痛みを感じるというものです**。また、食後に激しい運動をすると、血液が足りなくなり胃や腸がけいれんを起こすことがありますが、**このけいれんが痛みとして脳に伝わり、脇腹が痛いと勘違いする「胃や腸のけいれん」説、あるいは、横隔膜とまわりの筋肉や内臓への血流と酸素の供給不足による「横隔膜のけいれん」説、消化の際に食べものと消化液の化学反応で発生したガスが、運動による体の揺れによって大腸に集まって膨らみ、そのために痛むという「ガス」説**など痛む部位によっていろいろな原因が考えられています。

最近では、腹部の内側にある腹腔が運動によって上下左右に揺すぶられ、中の臓器が動いて腹膜が刺激され、腹膜がこすれて痛みが生じる「腹膜」説が有力となっています。

いずれの場合も予防として、食後すぐには運動をせず、十分な時間をとってから体を動かすようにしましょう。運動をするときは、必ずストレッチなどの準備運動をおこない、はじめは軽い運動から始めます。とくに、ランニングやスイミング、ダンスなど、上半身に揺れによる負担がかかるスポーツでは、体幹を鍛えることが予防になります。

お腹が突然痛くなる原因はいくつもある
痛みの発生する部位で原因が異なる

痛みの出るしくみ

右脇腹の痛み

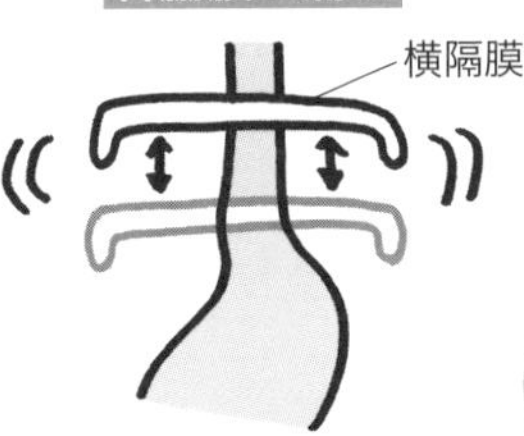

横隔膜がけいれんすることで起こる

左脇腹の痛み

血液が足りなくなって、脾臓が血液を送り出すことで収縮して起こる

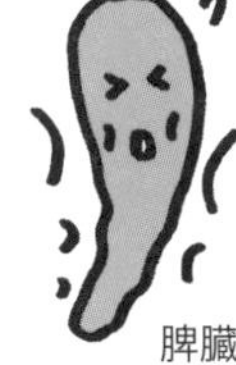

下腹部の痛み

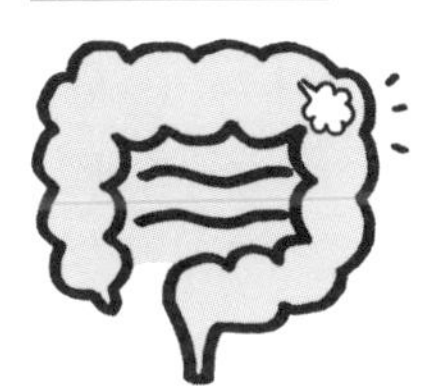

大腸にガスがたまり起こる

腹部中央（横隔膜から骨盤）の痛み

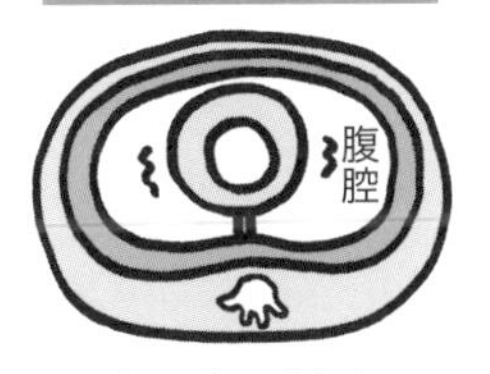

腹腔が運動で揺すぶられ、中の臓器が動いて腹膜にこすれて起こる

上腹部中央（胃と腸）の痛み

胃や腸のけいれんを脳が痛みとして勘違いして起こる

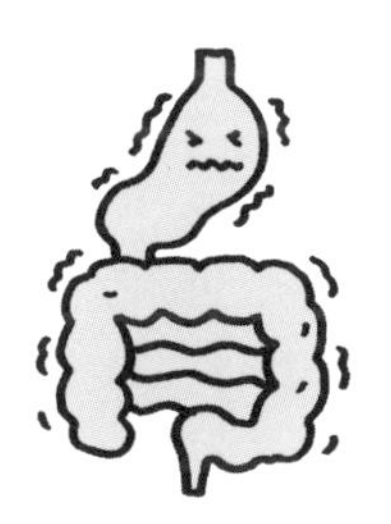

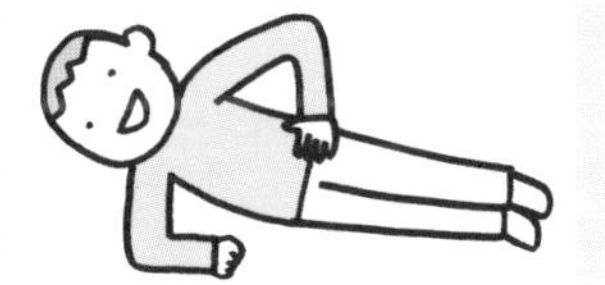

体幹トレーニング
30秒キープする

お腹が痛くなったときは！

●痛みが出たときの応急処置

・深呼吸をする、腹式呼吸に切り替える
・腹部のストレッチ、マッサージをする

●痛みを出さない予防法

・腹筋の強化のために体幹を鍛える

18 うんちは腸内の状態を知らせる大切な便り!!

うんちは腸内細菌のかたまりだった！

排便の回数や量、状態は、体の調子を判断するもっとも手軽な方法です。便の約80パーセントは水分で、残る20パーセントのうち、食べ物のカスと剥がれた腸粘膜、腸内細菌が3分の1ずつを占め、**わずか1グラムの便に約1兆個の腸内細菌が含まれているといわれます。このため便をチェックすることで腸内フローラのバランスを推測することができるのです。**

排便の回数は1日1回が一般的ですが、1日3回〜週に3回程度なら正常範囲内です。量は食事の量や内容によって異なり、1日の平均は100〜200グラム、野菜など植物性の食材が多い場合は量が多く柔らかく、肉類が多い場合は量が少なく乾燥した便になる傾向があります。

善玉菌が優勢なとき便は黄褐色のバナナ状（水分が約7割）で、いきまなくてもストンと出て軽く水に浮きますが、便のにおいがキツイときは、悪玉菌が優勢で、腸内環境の悪化が推測されます。

便の硬さや形状は、消化管の通過時間によって変わります。病院や介護の現場では、便の状態を記録するときに、便の形状と硬さを7段階に分けた「**ブリストル便形状スケール**（左ページ参照）が用いられます。

便の茶褐色は、脂肪を分解する胆汁によるもので、**胆汁に含まれる「ビリルビン」という黄色い色素のために、茶色っぽくなるのです。**また、胃などの上部消化管で出血があるとコールタールのような黒い便となり、肛門に近い部分から出血があるとより鮮明な赤色になるなど、便の色で消化管内のおおよその出血部位を知ることも可能です。

最近では、善玉菌優勢のバランスのよい便を他人の大腸に入れて病気を治す、「**便移殖**」という驚くような治療法も動き始めています。便が最新のバイオテクノロジーの一端を担うものとなっているのです。

うんちは健康のバロメータ！
1グラムの便に約1兆個の腸内細菌が含まれている

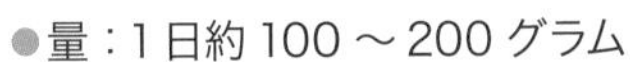

●量：1日約100～200グラム
●回数：1日1回～週3回
※個人差があります

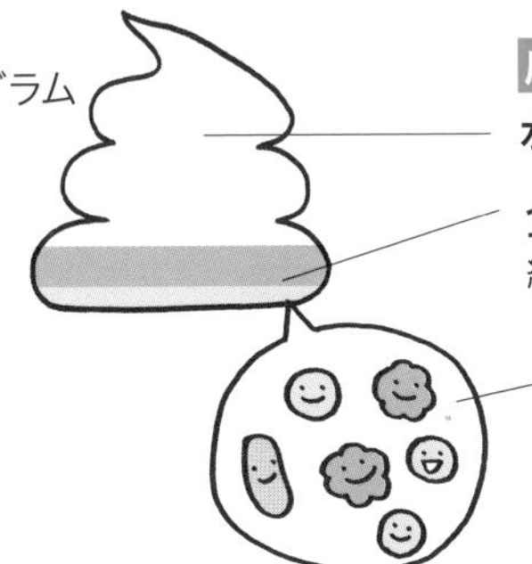

成分

水分　約80パーセント

食べ物のカスや腸粘膜
約10パーセント

腸内細菌
約10パーセント

便意を感じるしくみ

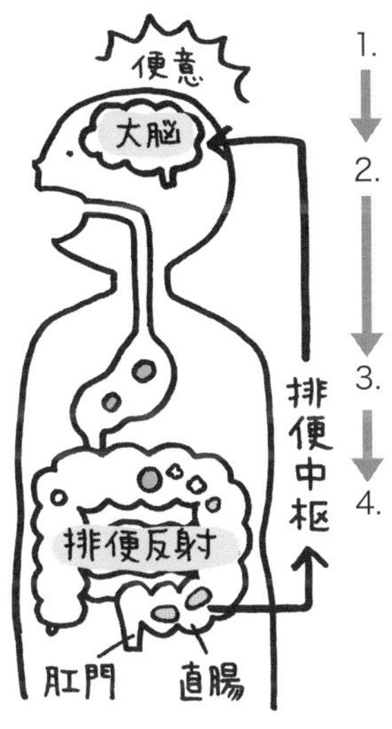

1. 食べものが大腸の蠕動運動で直腸へ
2. 排便反射：直腸に便が来たという情報が排便中枢に伝わり、便を送り出す動きが強くなる
3. そのシグナルが大脳に伝わる
4. そのときの状況に応じて、大脳がGOサインを出すと、肛門の括約筋が緩み排便

ブリストル便形状スケール

便秘気味

1 コロコロ便
2 硬い便
3 やや硬い便
4 普通便
5 やや柔らかい便
6 泥状便
7 水様便

下痢気味

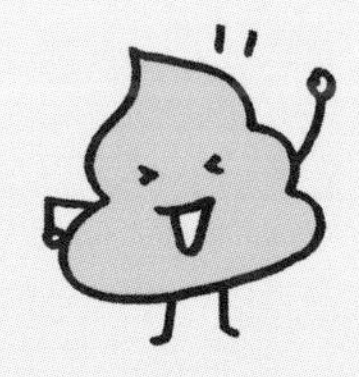

他人の便を移植して病気を治す「便移殖」とは？

健康な人の便には1兆個もの腸内細菌が含まれている。その便を加工して、体調の悪い人の大腸に移植して病気を治す治療法。現在おこなわれているのは、クロストリジウム・ディフィシル腸炎という疾患だけだが、神経難病や冠動脈疾患に対しても研究が進められている。

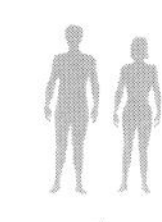

19 緊張するとどうしてトイレに行きたくなるの？

交感神経と副交感神経のせめぎ合いが原因！

膀胱の容量は性別や体格差もあり、人によって250～600ミリリットル（mℓ）とさまざまですが、平均しておよそ470mℓといわれています。成人の場合、1日に1200～1500mℓの尿がつくられ、膀胱に200～300mℓほどたまると尿意が起こります。

尿意をコントロールしているのは、体内の環境を整える「自律神経」です。自律神経は、自分の意志ではコントロールできない神経で、「交感神経」と「副交感神経」に分かれて相対する役割を果たしながら、体のバランスをとっています。

交感神経が働いているときは、膀胱も柔軟に膨らみ尿意を感じるまで容量も増え、尿道もしっかり締まっています。膀胱がいっぱいになって尿意が起こり、副交感神経が働くようになると、今度は膀胱の排尿筋が強く収縮して尿道の緊張が緩み、排尿の準備が整うのです。

排尿OKとなると、脳の指令で尿道括約筋も緩んで排尿されます。ところが、**緊張すると自律神経のバランスが崩れ、通常よりも少量で尿意を感じてしまうことがあります。これが、緊張するとトイレが近くなる一因です。**

また、膀胱はとくに感情の影響を受けやすく、ストレスを感じることで膀胱が収縮するため、少量でも尿意を感じるようになるともいわれます。

トイレを我慢するクセがついてしまうと、膀胱炎や腎盂炎などのリスクが高まるため、すぐにトイレに行けない場合は、できるだけ珈琲などの利尿作用のあるカフェイン類をとらないようにします。

なお、一般的な排尿の回数は、朝起きてから寝るまでの間に5～7回程度といわれています。昼間8回以上、夜間に2回以上トイレに行くようなら頻尿と考えられるので、医師に相談しましょう。

緊張するとトイレに行きたくなるのは？
交感神経と副交感神経のバランスが崩れる

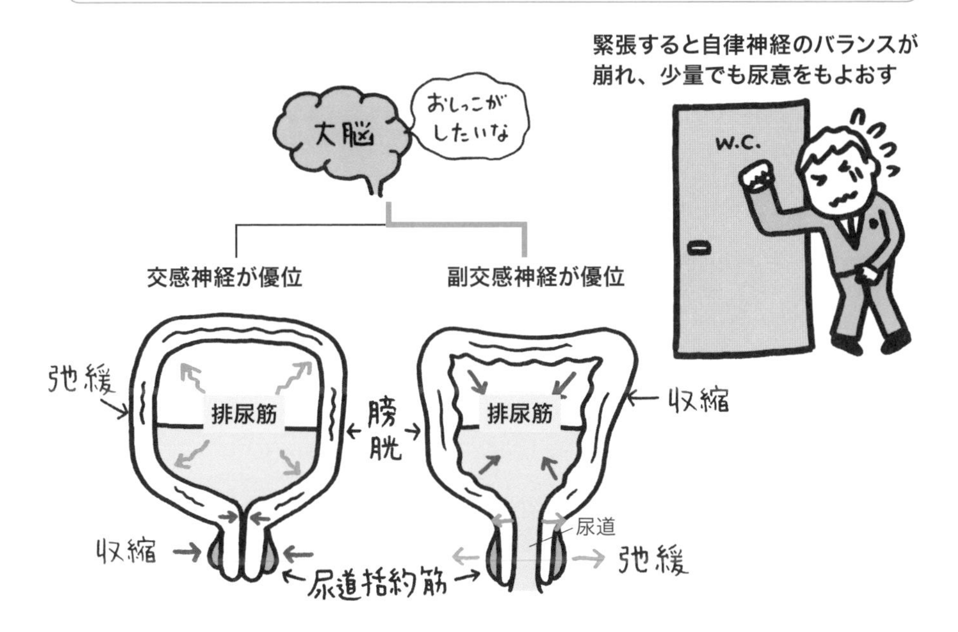

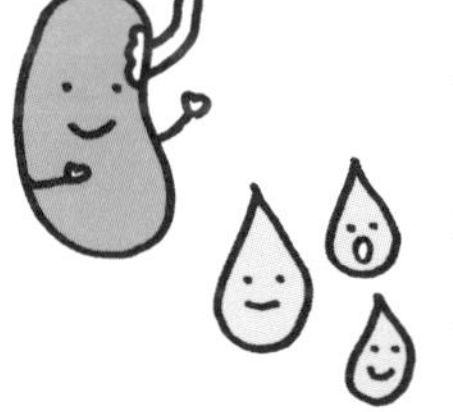

健康なおしっこ

色　：淡黄色、尿の成分は90パーセント以上が水分、そのほかはアンモニアなどの老廃物

量　：大人で1日、1.2～1.5リットル、回数は5～7回（飲んだ水分で差がある）

匂い：食べ物、飲み物や薬などによって変わるが、あまりにおわず多少芳香性の香りがする

本屋に入るとウンコしたくなるという伝説

この不思議な現象を巡っては、解明すべくさまざまな説が提唱されたが、結論は出ていない。以下のような実（まこと）しやかな説がある。

- 本は人をリラックスさせトイレに行きたくなる欲求の引き金となる
- 紙やインクのにおいが便意を誘う
- 膨大な活字の中から、目指す本を探すというプレッシャーが腸に影響を与える

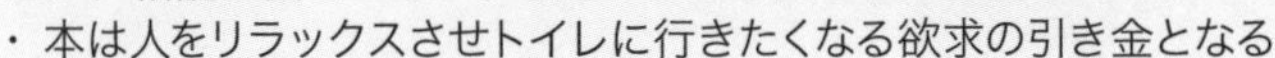

などなどである

虫垂・脾臓・胸腺などの〝無用な臓器〟は、実は有用だった！

虫垂（ちゅうすい）や脾臓、胸腺など、いままで進化の名残といわれ、人体にはあまり必要ないと思われていた〝退化した器官〟が、実はそれぞれ重要な役割を果たしていることが次々と明らかになっています。

たとえば、「虫垂炎（いわゆる盲腸）」以外ではその存在をアピールする機会がなかった虫垂は、そのリンパ組織が腸内で免疫グロブリンの一種IgAの産生にかかわり、腸内細菌をコントロールしている可能性があることがわかりました。虫垂のリンパ組織が欠如したマウスでは、大腸のIgAが減少し、腸内フローラの変化が認められたのです。さらに、虫垂の抗がん作用の報告もあり、虫垂が人体の免疫システムの重要な構成要素で、体内環境の恒常性維持には欠かせない臓器として注目されています。

また、脾臓は老化した赤血球を破壊・除去することで血液のアンチエイジングをはかり、体内の血小板の約3分の1をたくわえます。加齢とともに退化する胸腺も、免疫反応の司令塔となるT細胞をつくり、免疫の重要な役割を担うなど、これまでの常識を覆（くつがえ）す〝無用な臓器〟の真実が判明しています。

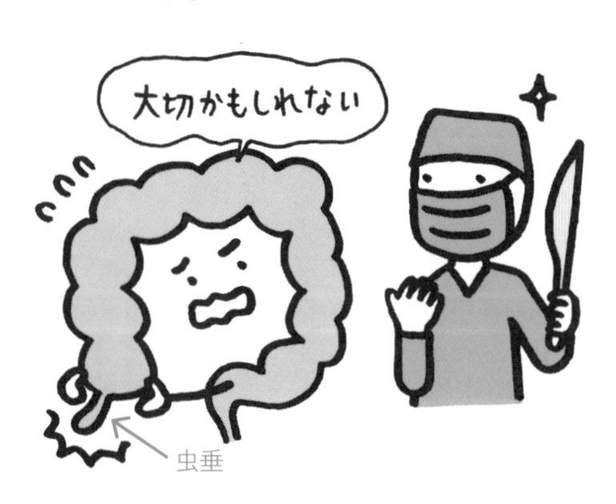

第3章

循環器と呼吸器の不思議

生命を維持し体の異常に反応

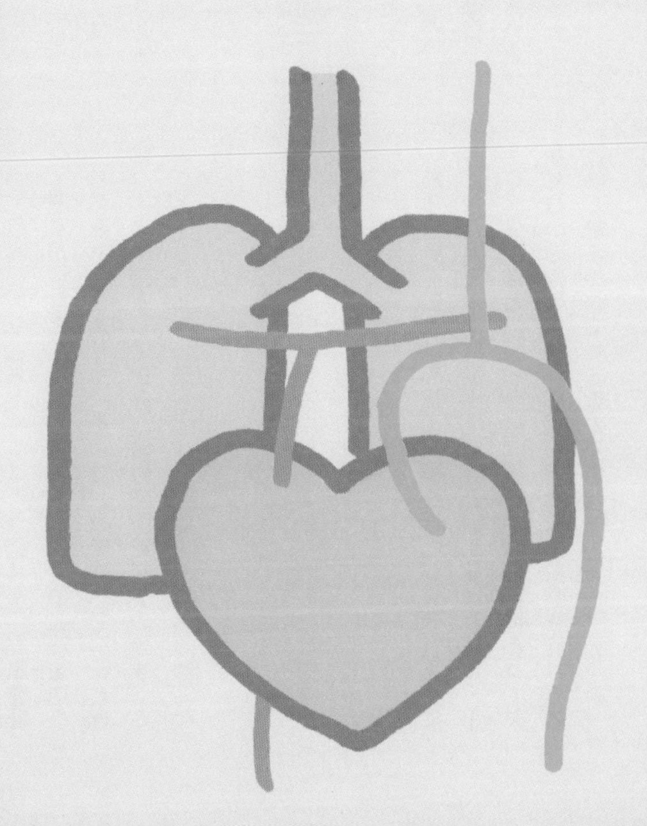

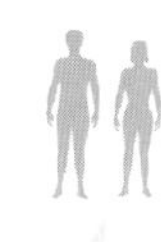

20 心臓は死ぬまで働き続けて疲れないの？

息を吐くとき、ほんのわずかな休息をとっている！

心臓は、生まれてから死ぬまで毎日およそ10万回の拍動（心拍）を繰り返しながら、全身に血液を送り続ける働きものの臓器です。

1回の拍動で60ミリリットル、1分間に約5リットルの血液を送り出し、1日にすると牛乳ビン約4万本（7200リットル）分にもなります。

成人の安静時の心拍数は1分間、およそ60～70回ですが、常に同じペースを保っているわけではなく、同じように見えても、厳密に計測すると、拍動の間隔は0・9～1・1秒くらいの間で細かく変動しています。

この心拍変動を「揺らぎ」といい、息を吸うと速くなり、吐くと遅くなるという特徴があります。実は、心臓は、この息を吐いているわずかな時間に〝休息〟しているのです。そして、健康な人ほどこの〝休息時間〟が長く、「揺らぎ」が大きくなる傾向があるといわれます。

息を吸うときは心臓は肺にできるだけ多くの血液を送って酸素を取り込まなくてはなりませんが、**息を吐いて酸素が少なくなったときに必要以上の血液を送り込む必要はありません。そこで、息を吐いているときはペースを落として休み、疲労回復をするのです。**このシステムはヒトに限らず、肺呼吸をするあらゆる動物にみられます。

カエルは、オタマジャクシのときはエラ呼吸ですが、脚が生えて肺呼吸をする頃になると、脳の中に揺らぎを生み出す「疑核」という部位ができて、呼吸に合わせて拍動が揺らぎ始めます。

ある意味、動物は心臓の「揺らぎ」システムを身につけたことで地上に進出できたといえるほど、0・1～0・2秒ほどのわずかな〝休息〟は心臓にとって欠かせないものであり、心臓が死ぬまで拍動を続けることができる秘訣でもあるのです。

心臓は息を吐くときにわずかに休息している！
心拍間隔は 0.9 ～ 1.1 秒くらいの間で変動している

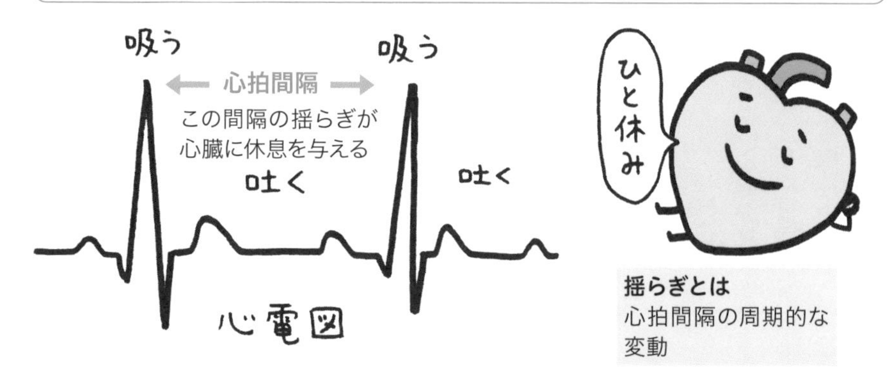

揺らぎとは
心拍間隔の周期的な変動

揺らぎが生まれるのは息を吐くとき

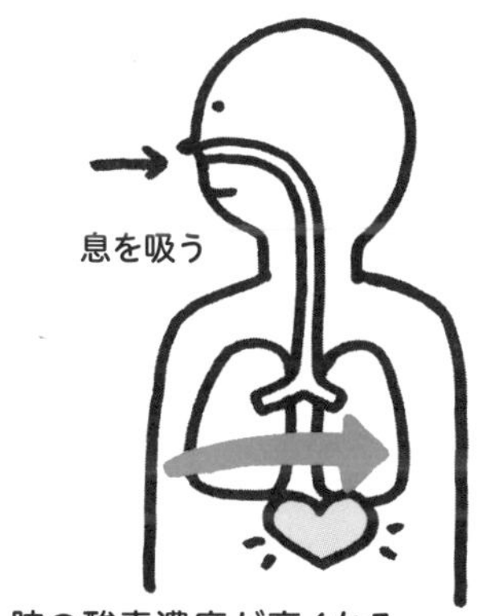

息を吐く

揺らぎが長い人ほど健康

肺の酸素濃度が高くなる
心拍間隔が短く、心拍が早くなり、血流もアップ。多くの酸素をとり込もうとする

肺の酸素濃度が低くなる
心拍間隔が長く、心拍は遅くなり、血流もダウン。心臓は疲労回復をはかり、このときちょっとの間休む

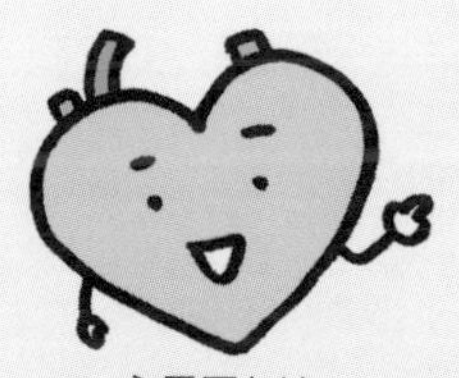

心電図とは
心臓の電気信号

心臓はどうしてヒトの意思でなく勝手に動けるの？

心臓の細胞の中で1パーセントほどを占める司令塔のような「ペースメーカー細胞」といわれる細胞が、電気信号を発生させて、心筋細胞たちに〝動きなさい〟という指令を出すことでそのほかの多くの心筋細胞が収縮・弛緩を繰り返す。ちなみに、心臓は独立した電気システムを持っている。

21 心臓が「がん」にならないのはなぜ？

心臓細胞は生まれたときからほぼ分裂しない！

さまざまな部位や組織にできることで知られているがん（悪性腫瘍）ですが、よく「心臓にはがんができない」といわれます。実際には心臓にも腫瘍はできますが、原発性腫瘍の発生頻度は約0・02パーセントとわずかで、さらに悪性腫瘍はその中の4分の1とされるほど稀です。

ちなみに、**悪性腫瘍のうち、体表を覆う上皮細胞にできるものを「がん」、それ以外の骨や筋肉にできるものを「肉腫」といい、心臓（心筋）にできる悪性腫瘍は厳密には悪性でも「がん」ではなく「肉腫」といいます。**

心臓に腫瘍ができにくい理由には、いくつかの説があります。ひとつは、心臓の特異性によるものです。心臓は「心筋」と呼ばれる特別な筋肉（横紋筋）でできていますが、この筋肉は生まれてから死ぬまでほとんど細胞分裂をおこないません。そのため、**細胞分裂の際に発生する異常細胞であるがん細胞が増殖する機会がない、という説です。**

また、心臓は体の中でもっとも温度が高く、心臓が生み出す熱量は体全体の11パーセントにもなるといわれます。がん細胞は低温を好み、35℃前後でもっとも活発になるといわれ、39℃になると増殖が止まり、42℃を超えるとほとんどが死滅してしまいます。**40℃以上もある心臓では、万一がん細胞ができても生き残れない、という説です。**

あるいは、収縮を繰り返す心臓には腫瘍細胞がとりつく島がないから、などともいわれています。

さらに最近の研究では、心臓が分泌するホルモンのうち、**心房から分泌される「ナトリウム利尿ペプチド（ANP）」が肺がん術後の転移を抑制していることがわかり、心臓自身のがんの発生も抑制しているのではないかと考えられています。**

心臓に腫瘍ができにくい理由は？
幾つもの説があるものの、そのメカニズムはわかっていない

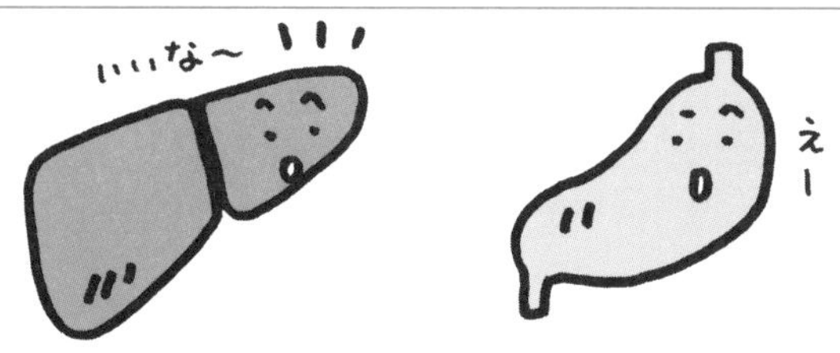

心臓には腫瘍ができにくい理由

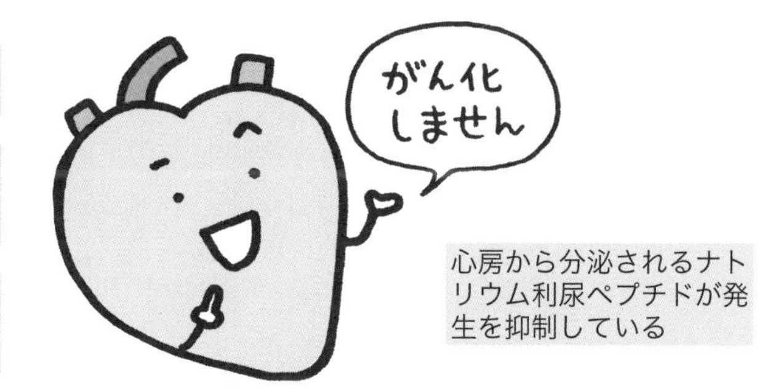

心筋細胞が、ほとんど細胞分裂を起こさない

心臓は温度が40度以上あり、熱でがん細胞が死滅する

収縮を繰り返す心臓には腫瘍細胞がとりつく島がない

心房から分泌されるナトリウム利尿ペプチドが発生を抑制している

心臓腫瘍には良性と悪性があるが、悪性腫瘍（肉腫）が発生するのはごく稀

がん細胞はなぜ怖い？

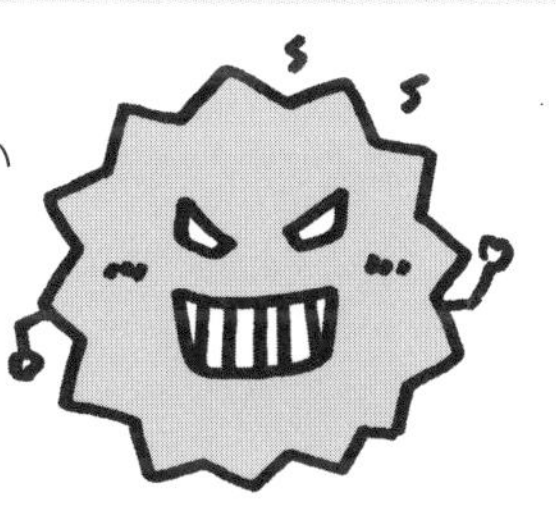

- **自律性増殖**
  異常に増殖し止まらない
- **浸潤と移転**
  浸み出るように広がり、がん組織を拡大する
- **悪質液**
  ほかの正常組織の栄養分を奪い体を衰弱させる

「がん」はどうして英語でCANCER（カニ）なの？

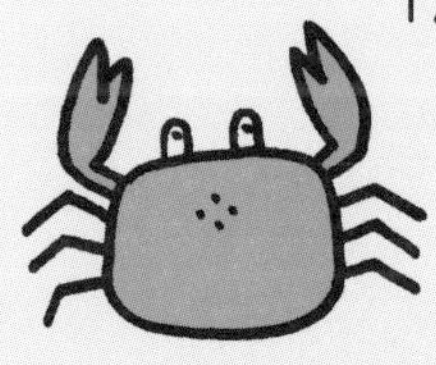

最初にがんをカニにたとえたのは、古代ギリシャの医師「ヒポクラテス」。その頃すでに乳がんの外科的治療がおこなわれ、がんを切り取った跡を“たいまつ”で焼いたとされる。そのスケッチを見て、「カニのような」という記述をしたのが最初だとされている。がんの傷跡がカニの甲羅に似ていたのだろうか。

22 ヒトの血管にはどんなヒミツがある!?

血管が青く見えるのはなぜ?

私たちの体には、血液が栄養分や酸素を細胞に運び、二酸化炭素や老廃物を回収するために全身くまなく血管が張り巡らされています。**血管は、大きく「動脈」、「静脈」、「毛細血管」の3種類に分けられますが、全体の90パーセント以上は毛細血管です。**

心臓に出入りする大動脈や大静脈は直径およそ2・5～3センチメートルほどの太さで、血管は枝分かれを繰り返しながら次第に細く、網の目のように広がった毛細血管となって体の末端に向かいます。いちばん細い毛細血管は200分の1ミリほどの太さになります。**これらすべての血管を全部つなげると、成人の場合はおよそ10万キロ、地球を2周半するほどの長さになるといわれています。**

ちなみに、心臓から送り出された血液が、再び心臓に戻ってくる「体循環」にかかる時間はおよそ30秒ほどで、大動脈では1秒に1メートルのスピードで血液が流れているといわれます。血液の量は、だいたい体重の13分の1程度、体重60キログラムの人なら約4・6キログラム（血液比重1・055で計算）の血液が、フルスピードで体内を回っていることになります。

また、血液は赤いのに、手足の血管が青く見えるのはなぜだろうと考えたことはありませんか?

これは、**光の波長の違いによって、目に見える色が変わるからです。光には、波長の長い光は吸収されやすく反射しにくく、波長の短い光は吸収されにくく反射しやすい、という特徴があります。**

赤色は波長が長く、青色は波長が短いため、光が皮膚や血管の壁を通して反射してくると、青っぽく見えるのです。

これには、皮膚の近くを流れる血管はほとんどが静脈で、体中を巡って酸素を失った血液が赤黒い色をしていることも、一因になっているといわれます。

ヒトの血管を検証する
すべての血管をつなげるとおよそ地球2周半になる

血液の循環経路

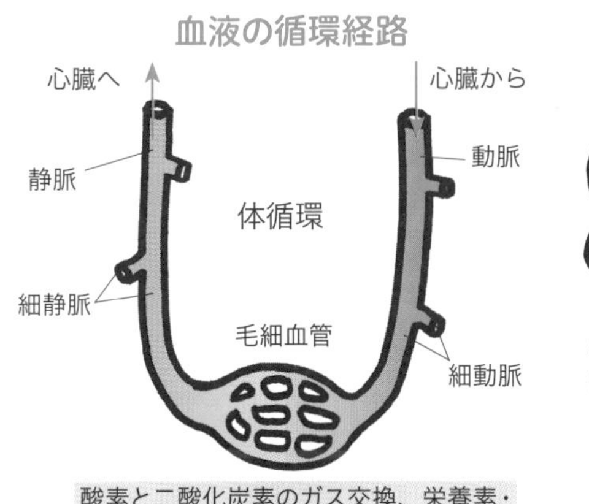

酸素と二酸化炭素のガス交換、栄養素・老廃物の交換がおこなわれる

血管を比較する

血管の太さ（おおよその直径）と構造

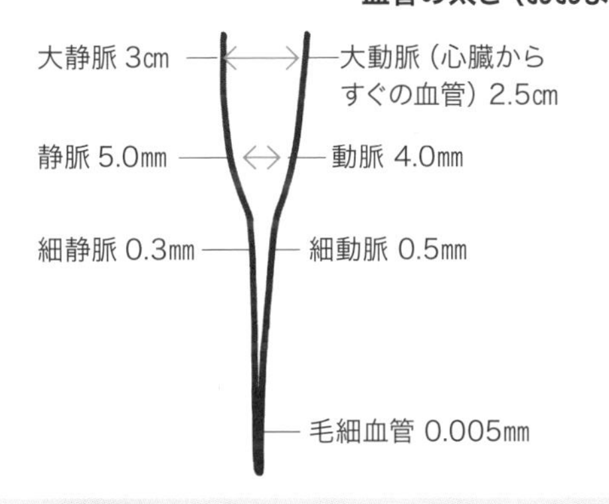

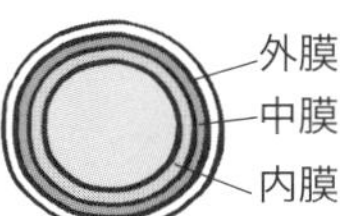

※静脈壁は一般的に動脈壁より薄い

外膜
内膜（平滑筋）
血圧：35mmHg

内膜のみ
血圧：15mmHg

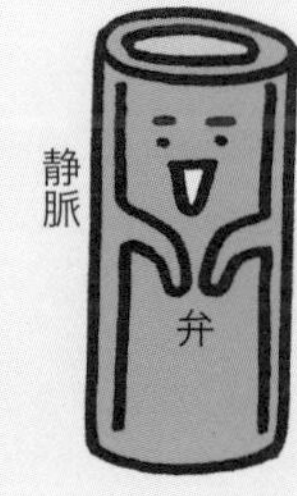

血は赤いのに手足の血管はなぜ青く見える？

　波長の違いによる浸透のしやすさが関係していると思われる。波長の短い青い光は赤い光に比べて透過しにくく、皮膚の表面近くで反射し青色が視覚的にとらえやすくなる。さらに、目の錯覚で青色が増して見えるようだ。

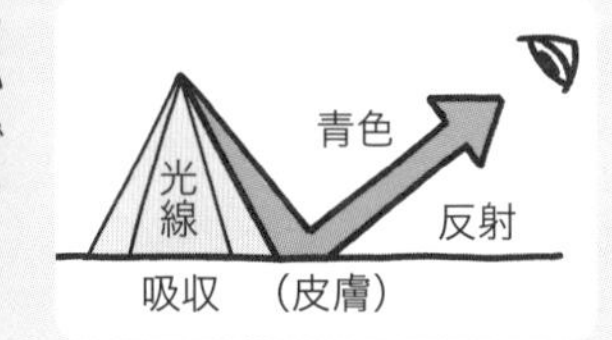

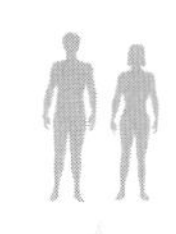

23 体内を巡るリンパの役割は血液とどう違う!?

リンパ内の免疫細胞が体内をパトロール

体の中を流れているのは、血液だけではありません。**私たちの体内には血管と同じように「リンパ管」が張り巡らされ、その中を「リンパ液」が流れています。**

このリンパ液は、もともと血液中の血しょうが浸み出したものです。血液は、体の末端で一部が毛細血管から出て細胞に酸素や栄養を届けています。そのほとんどは再び毛細血管に戻りますが、1割ほどは毛細リンパ管に入り、合流を繰り返しながら最後は太い「**胸管**（きょうかん）」となって、鎖骨下静脈へと流れ込みます。**リンパ管が合流する部分は、空豆のような形をした節**（ふし）**となり「リンパ節**（せつ）**」と呼ばれます。**

リンパ節は全身に800個ほどありますが、首やその周辺には約300個のリンパ節が集中し、次に鼠（そ）けい部、腋窩（えきか）部に多く分布しています。なお、リンパ管には弁があり、この弁がリンパ液の逆流を防いでいます。心臓のようなポンプ機能のないリンパ液の流れは血液に比べ非常にゆるやかで、1時間に流れる量は約100ミリリットルといわれています。

リンパの中に存在する細胞を免疫細胞といい、病原体や異物を撃退する免疫機能と体内の老廃物の回収・排泄などの役割をします。

免疫細胞には病原体を食べたりして広がるのを防ぐ、好中球や「マクロファージ」といった「貪食細胞」（どんしょく）や白血球の一種であるリンパ球があります。リンパ球には、細菌やウイルスなどに感染した細胞を攻撃するNK細胞、抗体をつくるB細胞、一度侵入してきた病原体を記憶して排除するT細胞のヘルパーT細胞、サプレッサーT細胞、キラーT細胞などが存在し、リンパ液と血液中を行き来しています。

リンパ節はリンパ液で運ばれてきた病原体や老廃物をろ過して取り除く、〝関所〟のような役目を果たしながら私たちの体を守っているのです。

体内を巡るリンパは体の防衛隊！
リンパとはリンパ液・リンパ管・リンパ節のネットワーク

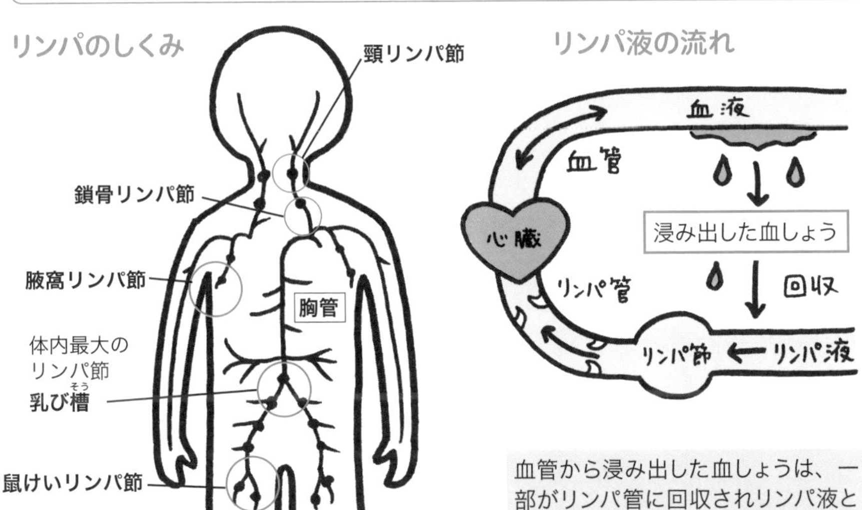

リンパ節は、細菌、ウイルスなどの老廃物がないかをチェックする関所のような免疫器官

血管から浸み出した血しょうは、一部がリンパ管に回収されリンパ液となる。リンパ液には白血球の一種リンパ球が含まれ、最後は鎖骨下静脈に流れ込み、血液中に回収される

貪食細胞マクロファージ

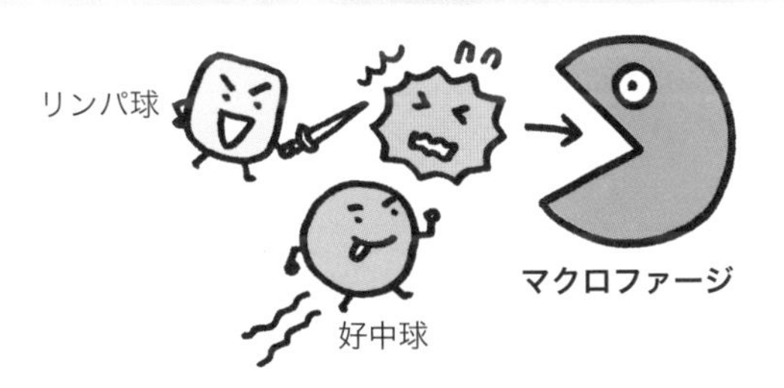

リンパ節で待ち構え、リンパ球が退治した死んだ細胞やその破片、体内に侵入してきた細菌などの異物を捕食し消化。外傷や炎症の際に活発に活躍

リンパ球に存在するおもな免疫細胞

NK細胞
体内をパトロールし、がん細胞やウイルスなどの細胞を発見すると攻撃。

T細胞
一度侵入してきた病原体を記憶して排除する。
ヘルパーT細胞、サプレッサーT細胞、キラーT細胞。

B細胞
抗体をつくる免疫細胞。

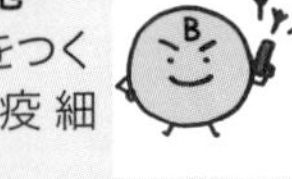

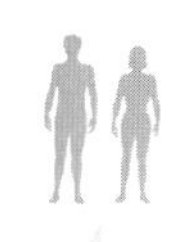

24 赤ちゃんみんなはウソ泣きの達人!?

赤ちゃんの産声は、自力呼吸を始めた証

お母さんのお腹の中にいる胎児は、子宮の内側にある胎盤から臍帯（へその緒）の中の臍静脈を通して酸素と栄養をもらっています。このとき、肺は羊水で満たされているため、呼吸はしていません。ところが、生まれてお腹の外に出ると、へその緒が切られて酸素を取り込むことができなくなってしまいます。そこで赤ちゃんは、空気を吸い込んで肺呼吸を始めます。

とはいえ、いきなり肺を膨らませるためには、大きな力が必要です。**そのため、精一杯の力で肺に空気を入れて息を吐き出しながら泣くことが大きな産声（第一啼泣）となるのです。**

つまり、赤ちゃんの産声は〝初めての呼吸〟であり、それまで使っていなかった肺を使い、肺呼吸を始めた証でもあるのです。

このように、赤ちゃんがいきなり肺呼吸に切り替えられるのは、お腹の中で練習をしているからです。胎児は、妊娠28週ごろから羊水を飲んで肺を膨らませては吐き出して、呼吸の練習（**呼吸様運動**）を始めます。そして、へその緒が切られて酸素不足の状態になり、血中の二酸化炭素の濃度が高まると、脳幹で呼吸反射が起きて肺呼吸を始めます。

呼吸を始めることで肺の中を流れる血液も増え、徐々に血液中の酸素濃度も上がって皮膚がピンク色に染まっていくのです。

また、「赤ちゃんは泣くのが仕事」といわれるくらいよく泣きますが、生後2～3ヵ月の赤ちゃんは、泣いていても涙は出ていません。これは、まだ涙腺が発達しておらず、脳も発達していないためです。

〝寂しい〟〝悲しい〟などの感情によって泣くことはありませんが、唯一のコミュニケーション方法である泣き声を使って、お腹が減ったことや眠いことをお母さんに知らせているのです。

赤ちゃんは体内ではへその緒を通し酸素を受け取る
オギャーと泣いたときから肺呼吸が始まる

胎児は呼吸様運動で呼吸の練習をする

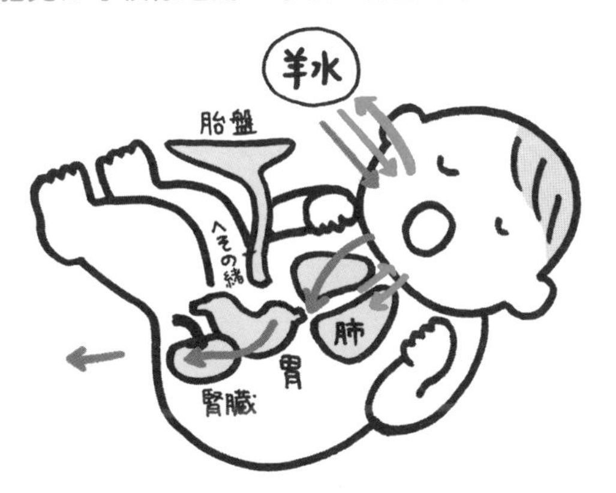

胎児は胎盤とへその緒を通して酸素補給をし、肺呼吸はしていない。妊娠 28 週ごろになると、羊水を飲んで肺を膨らませ吐き出す「呼吸様運動」をして呼吸の練習をしている

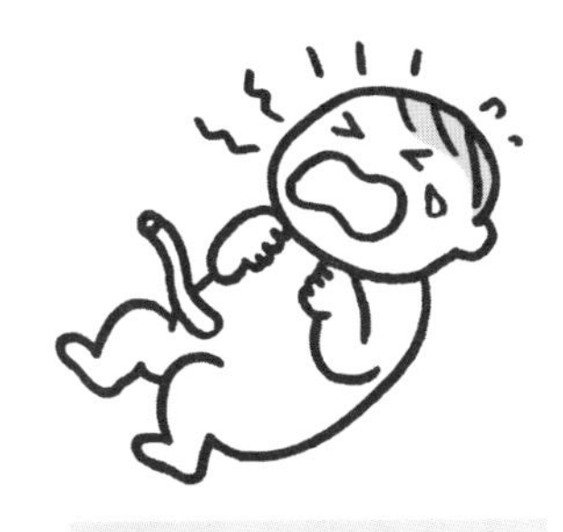

赤ちゃんが産声をあげる理由
赤ちゃんは、母親の体外に出てくると、すぐに肺一杯に空気を吸い込み、息を吐きながら無理に泣くことで最初の肺呼吸をする。これが産声となる

赤ちゃんが泣くのは自分の意志を伝えたいたから！

お腹がすいた
おむつが
汚れた
眠い
体調が悪い

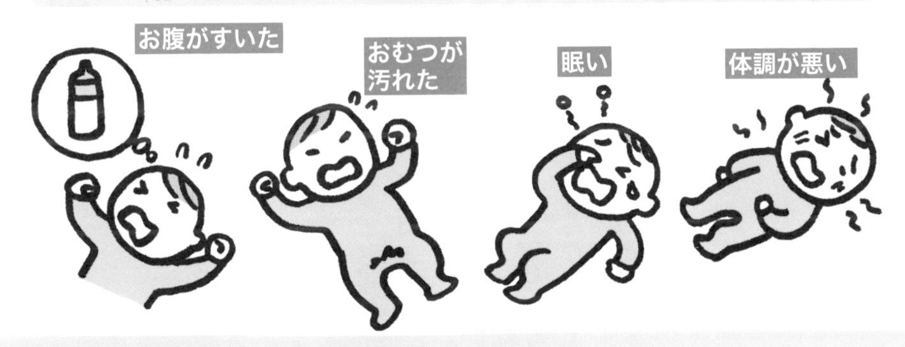

泣いても涙が出ないのは機能が未熟だから

生まれた直後の赤ちゃんは、目を守るための涙は出るものの、まだ涙腺などの機能が発達しておらず、脳も発達していないため涙は出ない。個人差はあるが、一般的には生後３～４ヵ月以降になると、少しずつ悲しみや喜びの感情が生まれる。ところが６ヵ月ころになると、知能が大きく発達し、「ウソ泣き」が始まる。ウソ泣きはパパやママにかまって欲しいという理由が大きい。抱っこしたらすぐに泣き止む。パパやママを横目で見ながら泣くなどの特徴があり甘え泣きともいわれる。

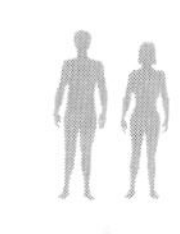

25 花粉症になる人とならない人の違いとは？

花粉の量・体質と免疫力のバランスがポイント！

春のスギやヒノキ、秋のブタクサなど、花粉の舞う季節になると出てくる「**花粉症**」は、その名のとおり、**体が花粉を排除しようとして過剰な免疫反応を示すことで起こる**、季節性の「**アレルギー性鼻炎**」です。

アレルギー性鼻炎では、アレルゲン（原因物質）となるスギなどの花粉が鼻の粘膜につくと、リンパ球が「**IgE（アイジーイー）**」という抗体をつくり、マスト細胞（肥満細胞）に付着します。その後、再び**花粉が体内に侵入すると、マスト細胞がヒスタミンなどの化学伝達物質を放出し、おもに鼻水や鼻づまり、くしゃみ、目のかゆみといった症状を引き起こすのです**。

風邪でも似たような症状が出ますが、風邪の場合は一週間ほどで症状が治まるのに対し、アレルギー性鼻炎は花粉の季節が終わるまで続き、目や喉のかゆみなどの症状も起こります。また、アレルギー性鼻炎の特徴として、自律神経の乱れが原因となって、くしゃみや鼻づまりが早朝にひどくなる「モーニングアタック」が起こることもあります。

花粉症は、今まで大丈夫だったのに、ある年突然、なることがあります。発症原因は、バケツに少しずつたまったアレルゲンが容量を超えてしまうと起こるという「**バケツ理論**」が有名でした。しかし最近では、**花粉の量と生まれつきの体質や食生活、ストレスなどと抵抗力（免疫力）、それがバランスをとっているという「天秤理論」が中心となっています**。

年や地域によって花粉が多かったり、ストレスなどで体調が悪いときなどは症状が出やすく、反対に花粉の量が自分の抵抗力を下回ったときには症状が現れないというもので、花粉の量と免疫力のバランスが崩れると花粉症が発症するという考えです。とくに、アレルギー体質のヒトは花粉症にかかりやすいといわれていますので体調管理が必要です。

花粉症になる、ならないの要因は？
花粉量と体質、食生活、ストレスと免疫力のバランスで決まる

花粉症を引き起こすしくみ

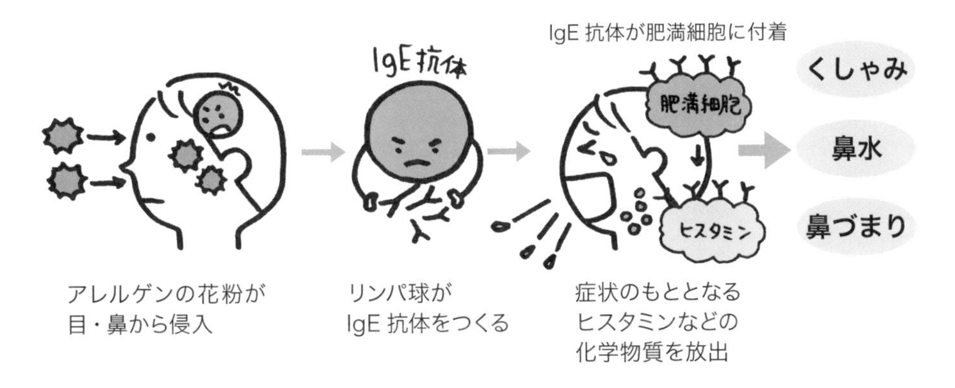

アレルゲンの花粉が
目・鼻から侵入

リンパ球が
IgE 抗体をつくる

症状のもととなる
ヒスタミンなどの
化学物質を放出

「バケツ理論」から「天秤理論」へ

バケツ理論

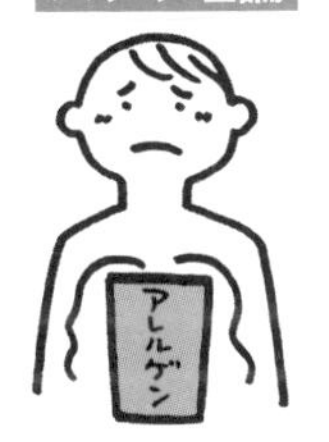

バケツに少しずつたまったアレルゲンが容量を超えてしまうと花粉症が現れる

バケツ理論の矛盾点

- バケツ理論だと花粉症は一生治らないことになる。現在、アレルゲンを投与する舌下免疫療法の完治率が高く有効とされている
- 症状は楽な年とそうでない年など花粉の量だけでは説明ができない

天秤理論

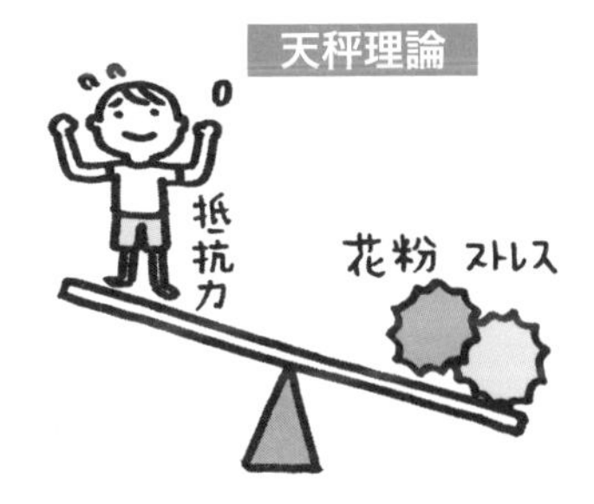

花粉の量・体質・食生活・ストレスと免疫力のバランスが崩れると花粉症が起こる

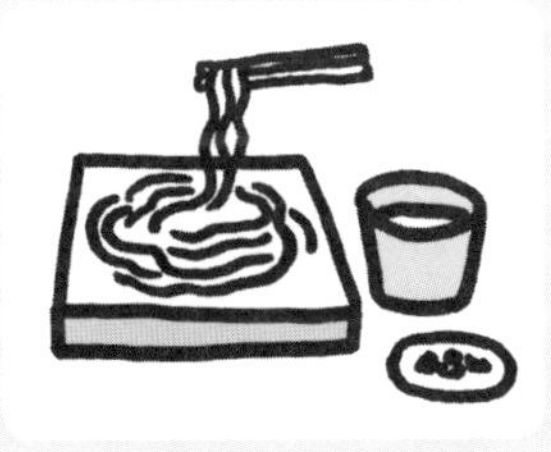

怖いアレルギー「アナフィラキシー」って？

アレルギーの中で起きる最も重症な症状をアナフィラキシーという。全身のじんましんと呼吸するときにゼーゼーと音がするぜん鳴など重い症状が 2 つ以上同時に起こった症状。さらに血圧が下がり意識障害などの症状がみられたときは「アナフィラキシーショック」といって、命にかかわる危険な状態におちいるケースもある。

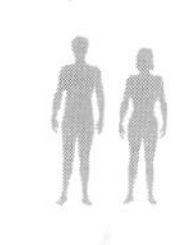

26 寒くても南極では風邪を引かない不思議！

風邪の原因ウイルスは南極の寒さに耐えられない

　風邪は、正式には「風邪症候群」と呼ばれ、喉の痛みや鼻水、咳、場合によっては発熱などを伴う「急性上気道炎」や「感冒（かんぼう）」などの呼吸器系の急性炎症の総称です。**その原因は約90パーセント以上がウイルス、残りは細菌感染によるもので、おもな原因となるウイルスの数は数百種類にものぼるといわれます。**

　寒くなると風邪ウイルスが活性化するために風邪を引きやすくなりますが、極寒の地・南極では風邪を引くことはありません。**それはマイナス97℃以上の超低気温を記録したこともある南極では風邪の原因となるウイルスや菌が生息できず、死滅してしまうからです。**

　単に寒いだけでは風邪はひきません。しかし、南極に長期間滞在すると、帰国後はウイルスに対する抵抗力が弱っているため、すぐに感染しあっという間に風邪をひいてしまうそうです。

風邪をひくと熱が出るのは、低温で増殖しやすいウイルスの活動を発熱によって抑制しようとしているためです。私たちの体温は、通常37℃前後（日本人の平均値は36・89℃ ±0・34℃）に保たれていますが、ウイルスに感染すると、脳の視床下部にある「体温調節中枢」が体温を上げるように指令を出します。これによって皮膚表面の汗腺を閉じたり、血管を収縮するなどして熱の放出を抑え、熱をこもらせます。発熱することで白血球の働きを促進して免疫力を活性化しているのです。

熱が出るときに寒気がして体が震えるのは、筋肉を震えさせて熱を生み出すためです。ウイルスが強いほど体温を上げて免疫力を高めようとするため、風邪よりもインフルエンザのほうが高熱になります。発熱によりウイルスが退治されると、体温調節中枢が今度は体温を下げるように命令し、汗をかくなど発汗して熱を下げるのです。

寒いけど、南極で風邪を引かないのは？
あまりの寒さに風邪の原因ウイルスが死んでしまう

発熱はウイルスと
戦っている証拠

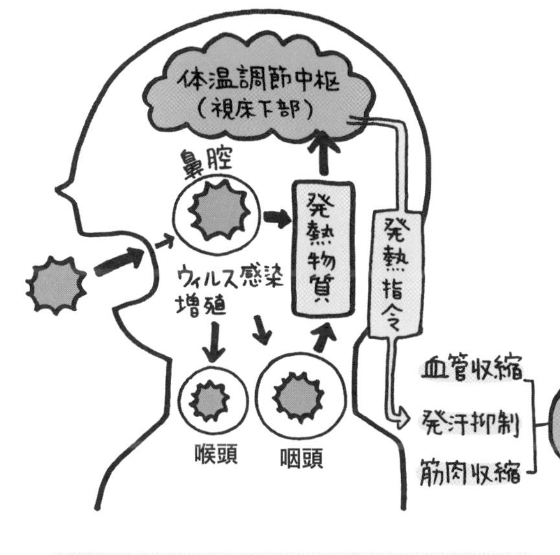

発熱のメカニズム
ウイルスに感染すると「体温調節中枢」が体温を上げるように指令。皮膚表面の汗腺を閉じ、血管を収縮するなどして熱の放出を抑え、熱をこもらせる。発熱することで白血球の働きを促進して免疫力を活性化する

風邪ウイルスは低気温、
低湿度が好きでも南極は寒すぎる！

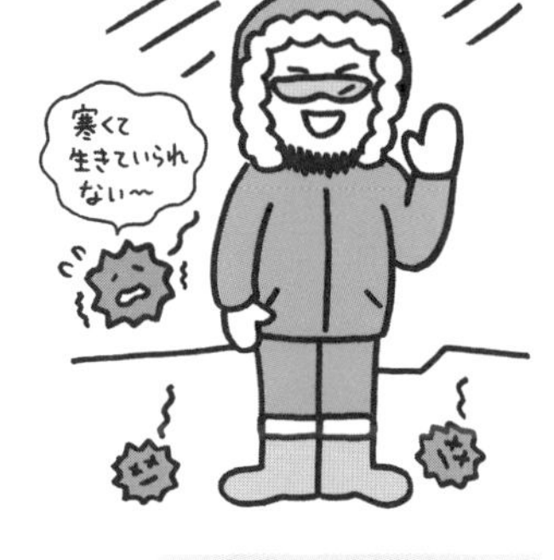

あまりにも寒すぎる南極
- 内陸部の年平均気温は−57℃
- 海岸に近い昭和基地は−10.5℃

＊−97.8℃という史上最低気温を記録したことがある

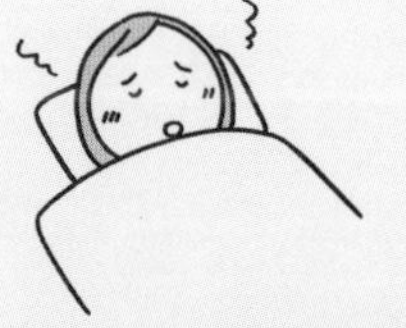
インフルエンザの起炎菌は
インフルエンザウイルス

インフルエンザは子どもや高齢者には要注意！

	風邪	インフルエンザ
症状	くしゃみ・鼻水・喉の痛み	風邪の症状に関節痛・筋肉痛・寒気
進行	緩やか	急激
発熱	通常は微熱	高熱（38°以上）

27 くしゃみは何のために出るの？

空気中の異物の侵入を防ぐため

くしゃみは、空気中の異物が体内に入らないようにするための体の反射的な防御反応です。鼻の粘膜にゴミやウイルスなどがつくと、その刺激が神経を通じて筋肉に伝わり、肺と腹部の間にある横隔膜が収縮して息を吸い込みます。そして、一気に息を吐き出すことで、息とともに異物を体外に出そうとして起こるのが、「くしゃみ」です。

ゴミやウイルスのほかにも、アレルギー性鼻炎のアレルゲンが原因となるほか、暗い室内からいきなり陽のあたる場所に出るなど、強い光刺激でもくしゃみが出ることがあります（光くしゃみ反射）。

最近の研究で、くしゃみは鼻腔をきれいにし、リセットする役目もあるとされています。

また、くしゃみのときに出る呼気の速さは、なんと初速が時速320㎞にもなるといわれます（いろいろな実験結果があります）。これは国内最速の東北新幹線並の速さ（はやぶさの宇都宮〜青森間）であり、しかも、**くしゃみとともに周囲に飛び散る唾液は、時速30㎞で、勢いよく飛んだ場合は3〜4m先まで飛んでしまうこともあります。**

風邪やインフルエンザの患者の場合、1回の咳で約10万個、くしゃみの場合は約200万個のウイルスを放出するといわれているため、こうして飛散した唾液（飛沫）によって、「飛沫感染」を起こさないよう、マスクなどでできるだけウイルスを広げないようにすることが大切です。

また、風邪や花粉症でもないのに、春先や秋にくしゃみや鼻水・鼻づまりなどの症状を感じたら、「**寒暖差アレルギー**」かもしれません。

寒暖差（7℃以上）が激しいと、寒いと縮み暑いと広がる血管の収縮が追いつかなくなり、自律神経が誤作動を起こしてしまうのです（血管運動性鼻炎）。

くしゃみは、空気中の異物を防ぐ体の反射的な防御反応！
アレルギー、強い光の刺激、寒暖差などが原因

くしゃみが出るしくみ

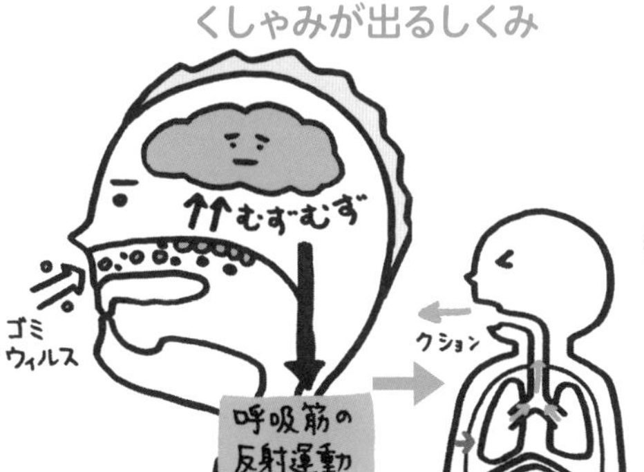

アレルゲンが鼻の粘膜につくと、その刺激が神経を刺激、刺激された神経は粘膜のアレルゲンを振り落とそうと呼吸筋に反射運動を起こさせ、横隔膜が弛緩し、空気が勢いよく押し出されくしゃみが出る

くしゃみが出る原因

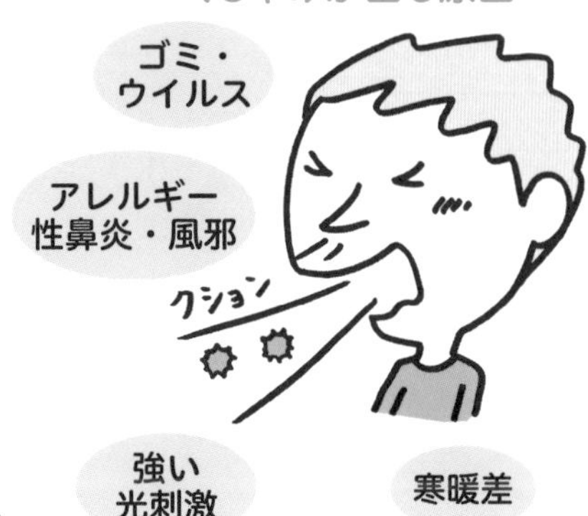

くしゃみの驚きの威力

- **東北新幹線と同じ、初速は時速320キロにもなる**

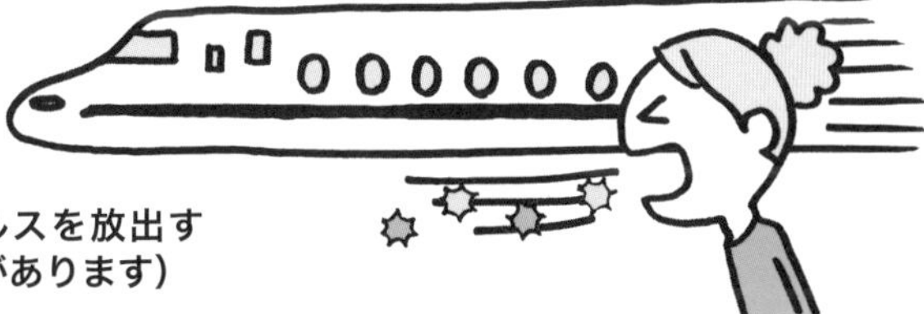

- **約200万個のウイルスを放出する（いろいろな説があります）**

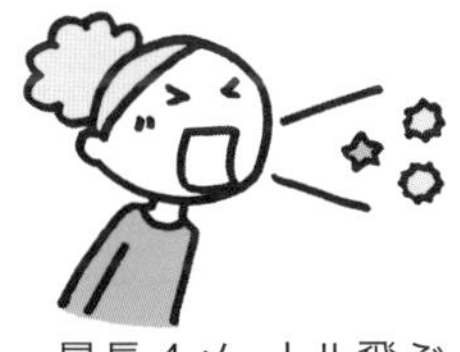
最長4メートル飛ぶ

くしゃみによる飛沫には要注意！

くしゃみの飛沫はゴミやウイルスなどが含まれ、勢いよく飛ぶと4メートル先まで到達する。飛沫は空中に45分間程度留まっているとされる。その中に含まれている菌の感染力は飛沫が生成された場所、菌の種類・量によって異なり、10秒ほどで半減する菌もあれば、10分以上経たなければ減らない菌もある。

聴診器でいったい何を聞いているの？

聴診器は、医師や看護師が患者の体の音を聴いて診断などに役立てるための道具で、おもに心音、呼吸音、動脈音、腸音や胎児の心音などを聴くときに用いられます。心臓の音を聞くことで弁膜症や心不全、または先天性奇形の可能性を予測し、呼吸音の違いで肺炎や胸水、気胸などを推測することができますが、息苦しそうにしていても呼吸音は正常だったり、反対に肺はゴロゴロいっているのに本人はけろりとしていたりと、音と症状が必ずしも一致しているとは限りません。そこで聴診は職人技ともいわれましたが、最近の聴診器にはデジタル化されたものもあり、聴診した音を録音し、データとして保存、共有することができるようになりました。

聴診器は、検査までに体の状態を把握し、聴診することで患者の診療に対する安心感や満足度にも大きく貢献する大切なツールです。

なお、医師が使う聴診器は、装着したときにチェストピース（集音盤）がおへそのあたりにくるのが一般的ですが、看護師が使う聴診器は血圧の測定時など、患者との距離を保ちやすくするために医師が使うものより長くなっているのが一般的です。

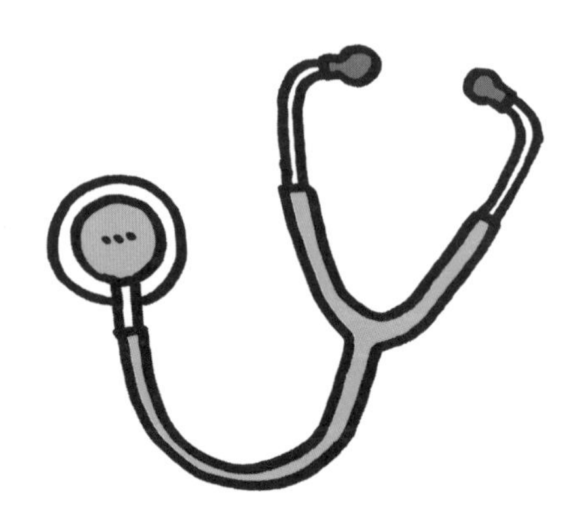

第4章

感覚器の不思議

いろいろな信号をキャッチする

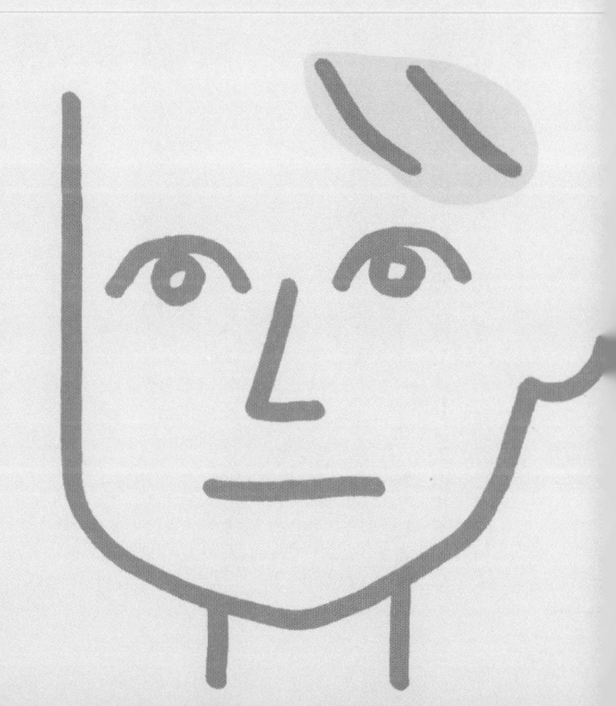

28 涙と鼻水の正体は〝赤くない〟血液！

うれし涙と悔し涙の味はなぜ違う？

「涙」は上まぶたの外側にある「涙腺」でつくられます。涙腺のまわりの毛細血管から溢れ出た血液の中で「血球（赤血球・白血球・血小板）」が涙腺を通れず、**液体成分である血しょうだけが滲み出たものです。**

実は鼻の粘膜から分泌される鼻水も同じ成分の血しょうなのです。

涙と鼻水が無色透明なのは、血液を赤く見せている赤血球がないためで、血球以外の成分はほとんど血液と同じことから〝**赤くない血液**〟ともいえます。

鼻水は鼻粘膜にある鼻腺という穴から出る粘液と血管からの浸出液（血しょう）で、風邪のウイルスやアレルギーのアレルゲンなどの異物をキャッチすると脳から「異物を追い出せ」という命令が出され、大量に出るのです。

目と鼻は鼻涙管という管でつながっており、泣くと鼻水が出るのは、涙が涙点という穴に吸収しきれなくなり、鼻水となって鼻から出るからです。

涙には、乾燥を防いで異物から目を守り、まばたきによって血液に変わって目の表面に酸素や栄養を送る**「基本分泌」**のほか、ゴミが入ったときや玉ねぎを切ったときなどに反射的に流れる**「反射性分泌」**、悲しいときやうれしいときに出る**「情動性分泌」**の3種類があり、感情によって涙の味が変わることが知られています。

たとえば、怒りや悔しさなどで興奮し、交感神経が優位に働いているときの涙はナトリウムを多く含むために「しょっぱい」涙になり、うれしいときや悲しいときの涙は副交感神経が優位に働いているため、水っぽく甘い感じがする、といいます。また、**悲しいときや感動したときに流れる涙には、ストレスホルモンとも呼ばれる「コルチゾール」を一緒に体外に排出してくれます。**だから泣いてスッキリするのです。

涙も鼻水も同じ血液成分の血しょうが含まれている
目と鼻は鼻涙管というクダでつながっている

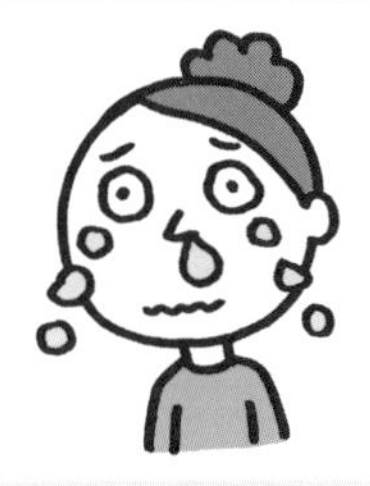

- **涙**は涙腺内の毛細血管から出た血液の血球を除いた血しょう
- **鼻水**は鼻腔内などから分泌された粘液と血管から滲み出た血しょうの混合物

涙と鼻水が出るしくみ

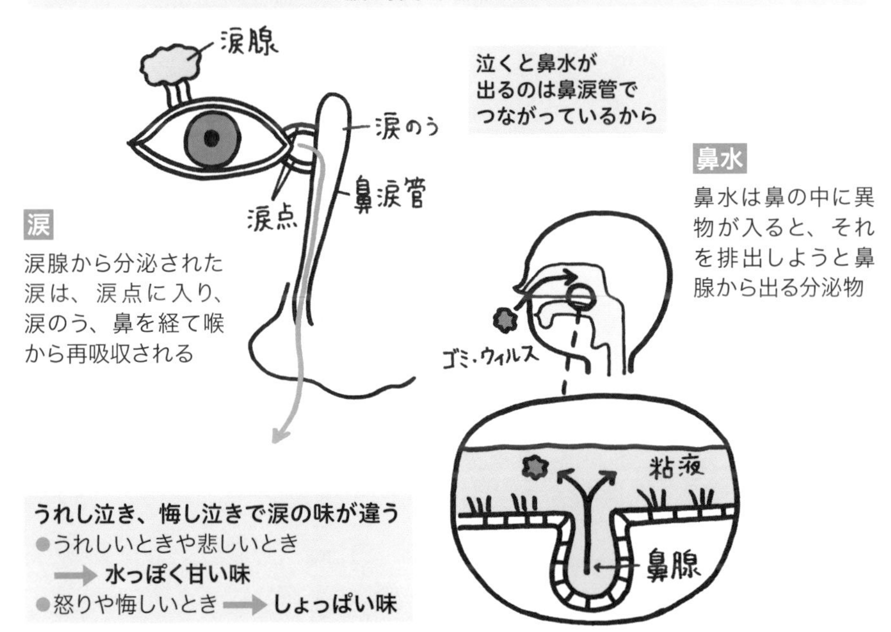

うれし泣き、悔し泣きで涙の味が違う
- うれしいときや悲しいとき ➡ **水っぽく甘い味**
- 怒りや悔しいとき ➡ **しょっぱい味**

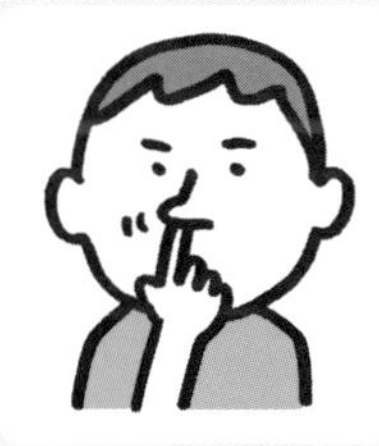

鼻くそは良質なバクテリアの宝庫？

　鼻くそは鼻毛や粘膜で捕まったゴミやウイルスなどのかたまりだが、鼻くそが良質なバクテリアの宝庫で健康によいという驚くべき研究結果がハーバード大学の研究者たちによって発表された。しかし、鼻くそを食べることが健康にメリットをもたらすかどうかはまだ科学的には実証されていないという。まずは、鼻ほじり行為は、感染症の接触感染を招く危険があるで止めてほしい。

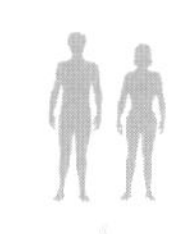

29 寒さや恐怖、感動でも鳥肌が立つのはなぜ？

鳥肌は人間が毛深かったときの名残！

寒さや恐怖を感じたときに出る〝鳥肌〟は、「立毛筋（りつもうきん）」という筋肉によって起こります。

脳が寒さや恐怖を感じると、交感神経が作用して毛根の近くにある立毛筋がぎゅっと収縮します。すると毛が引っ張られて逆立ち、同時に皮膚が少しだけ持ち上げられて細かい突起となるため、関西では「さぶいぼ」（寒さで出るいぼの意味）とも呼ばれます。

鳥肌は、もともと恒温（こうおん）動物が体温を一定に保つように起こす生理現象といわれます。 冬に体を膨らませる鳥のように、毛が逆立つことで毛と毛の間に空気の層をつくり、体を冷気から守るのです。しかし、人間は進化の過程で体毛が退化し、動物のように全身が長い毛で覆（おお）われているわけではありません。そのため効果も気休めほどでしかないことから、鳥肌は人間が毛深かったときの名残と考えられています。

また、立毛筋は自分の意志で動かすことはできない「不随意筋」で、交感神経に支配されています。寒さだけでなく、恐怖や感動などでも鳥肌が立つのはこのためで、**感情が高ぶり交感神経が刺激されることで「アドレナリン」というホルモンが分泌され、立毛筋に働きかけるのです。**

猫が危機に直面して毛を逆立（さかだ）てるのも同じしくみです。 ちなみに、立毛筋には副交感神経はないため、リラックスした状態で鳥肌が立つことはなく、多くの場合、アドレナリンの分泌が活発になっているときに起こります。

なお、どんなに寒くても顔には鳥肌が立たないといわれますが、これは間違いです。立毛筋は顔にもあるので鳥肌も立っているのですが、顔はもともと血行がよく寒さに強いうえ、体毛はほとんど退化し、立毛筋も退化してしまっているため、顔の鳥肌はほとんど目立たないだけなのです。

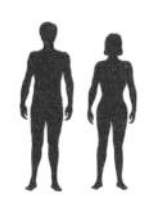

鳥肌が立つのは立毛筋という筋肉の収縮
毛穴を閉じて外部の刺激から身を守る防御本能

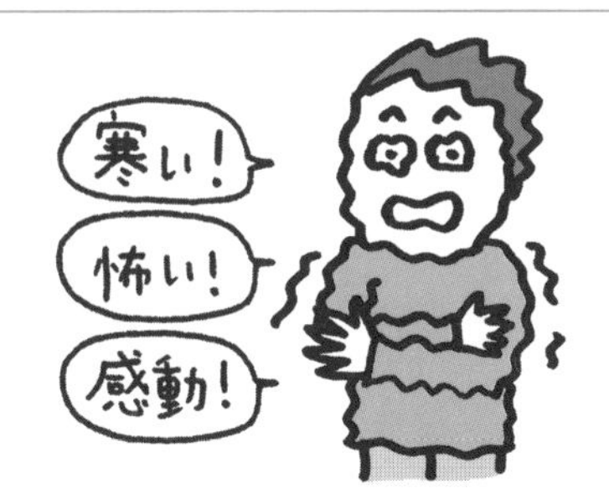

毛穴の周囲が盛り上がって、皮膚がブツブツしたようすが、鳥の肌に似ているので「鳥肌が立つ」といわれる

鳥肌が立つしくみ

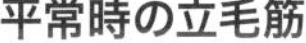

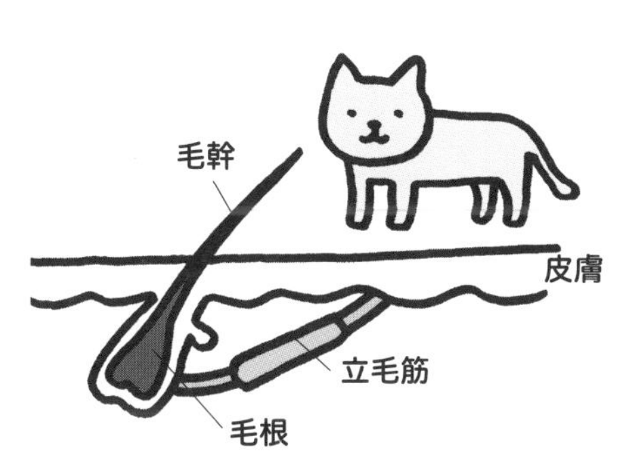

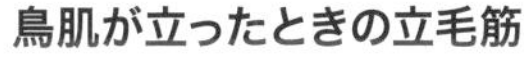

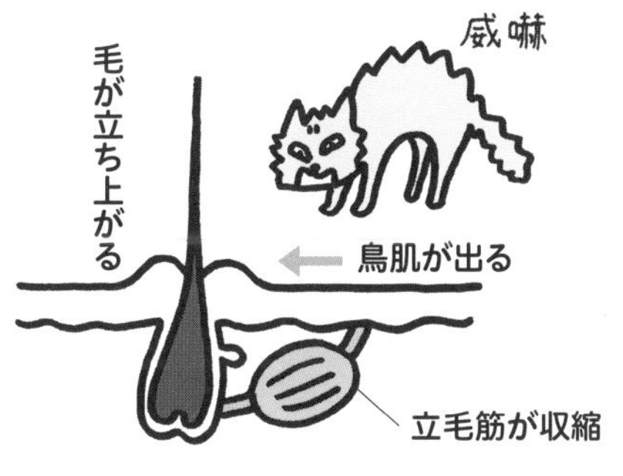

脳が寒さや恐怖・感動を感じると、交感神経が作用して毛根の近くにある立毛筋がぎゅっと収縮。毛は引っ張られて逆立ち、同時に皮膚が少しだけ持ち上げられて細かい突起となる。これがいわゆる鳥肌

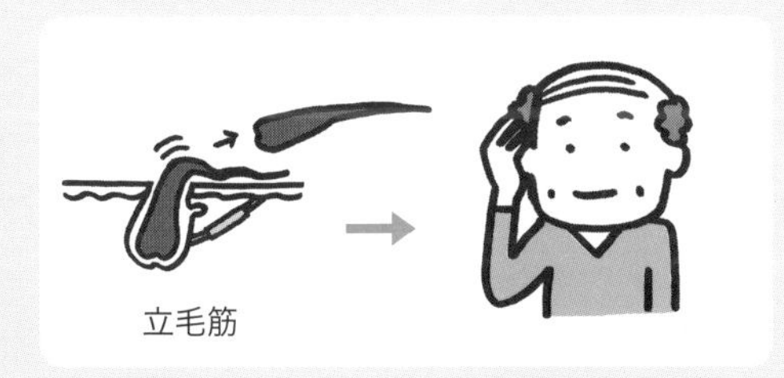

立毛筋が衰えると抜け毛、薄毛の可能性も

立毛筋が加齢で衰えると、毛がペタッと寝てしまい、そのまま放置すると、毛孔が変形し、抜け毛、細毛、薄毛などになり老け込んだ印象を与える。

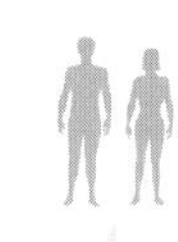

30 ヒトの眼はどうやってものを見る？

眼は超高性能カメラ以上のすごい性能

人間の眼の構造は、カメラとよく似ています。**まぶたはレンズキャップやシャッター、角膜と水晶体はレンズ、虹彩の瞳孔は絞り、網膜はフィルム（撮像素子）にたとえられ**、前方の角膜と水晶体に映った像を、後方にある網膜に焦点を合わせることで、ものが見えるしくみになっているメカニズムも同じです。

焦点は、水晶体の厚みを変えることで自動調整、カメラはレンズの位置を前後に平行移動することで調整しています。では、人間の眼をカメラにたとえると、どれくらいのスペックになるのでしょうか。

画角は、50ミリの標準レンズが人間の眼で見た画角にもっとも近いようです。

写真の画質データ量を現す画素数をあえて人間の眼にあてはめてみると5億7600万画素にもなるといわれます。ただし、人間がはっきり見ているのは眼の中心窩が光を受け取る、視野の中心2度程度の範囲といわれ、周辺は〝感じている〟程度のため、周辺の画素数は700万画素程度だそうです。ちなみに最近のカメラの画素数は2000万画素を超えるモデルが多くなりました。

また、光の感度を現すISOでは、ヒトの眼は夜は昼の600倍もの感度であることがわかっています。明るい太陽光のもとでヒトの眼をISO25とするなら、暗いところではISO15000となります。

カメラはISOの数字が大きくなるとノイズ（ザラ感）が目立ちISO12800程度が限界といわれますが、ヒトの場合は〝脳が画像をカバーする〟ため、ノイズを気にする必要はありません。ホワイトバランス（適切な白色の再現）も脳が随時調整しています。さらに人間の場合、左右2つの眼から入った映像をひとつの映像として処理しているため、立体的にものを見るなど、超高性能カメラ以上の優れものといえます。

眼とカメラの構造は似ている！
カメラのレンズは水晶体、フィルムは網膜

眼とカメラの構造の比較

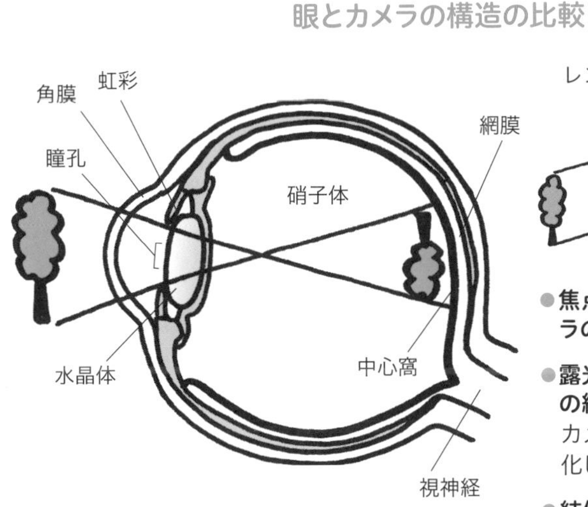

- **焦点調節：角膜・水晶体とカメラのレンズ**
- **露光調節：虹彩・瞳孔とカメラの絞り**
  カメラに取り込む光の量を数値化したのがF値
- **結像：網膜とカメラのフィルム**
  網膜上の像は倒立像だが、脳がその情報を正立像に変換する

ヒトの眼でものが立体的（3D）に見えるのは

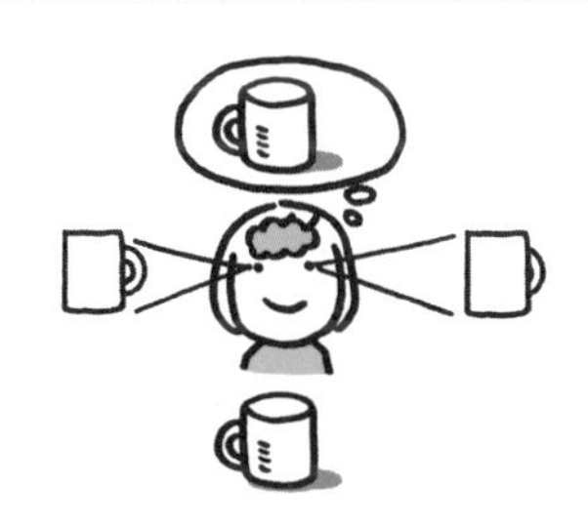

ヒトの眼は左右が約5～6センチメートルほど離れている（両眼視差）。左右の眼はものを見たときに左右それぞれ違う角度から見るため、違う画像を見るが脳がその画像をまとめてひとつの立体的画像として認識する。3D映像はこの眼のしくみを利用して2台のカメラで撮影する

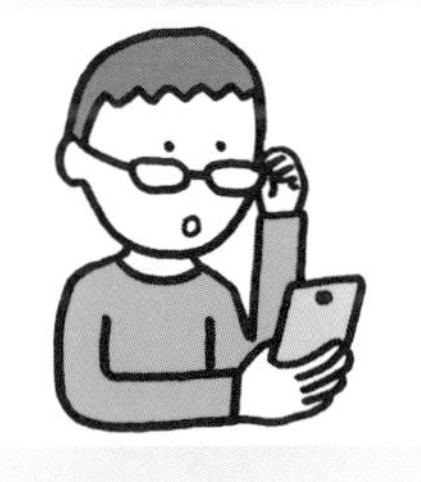

スマホ老眼は早めの対処を！

最近、若い人の間で「手元の文字が見にくい」などの老眼と同じような症状を訴える人が増えている。老眼とは水晶体の弾力性が弱まり、調整力が低下する40～45歳くらいにかけて起こる症状。若者のこの症状はスマートフォンの見過ぎによるもので一時的な症状だが繰り返すと重篤（じゅうとく）になるケースもあり、早めの対処が必要。

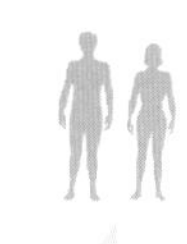

31 人種によって肌や目、髪の毛の色はなぜ違う？

メラニン色素と人類の進化による環境の変化

ヒトの肌や毛髪、瞳の色の違いは「メラニン（色素）」によって決まり、この色素を多く含む順に、毛髪の色は黒・金（ブロンド）・白髪となり、肌の色も黒・黄・白となります。

メラニン色素の量が人種によって違うのは紫外線が関係しているといわれています。日射量の多い地域や日照時間の長い地域では、太陽光に含まれる有害な紫外線から肌や髪・目を守るためにメラニン色素が大量につくられます。

日に焼けた後、何日かすると肌が黒くなりますが、これはメラニン色素が増えた証拠で、紫外線から一時的に細胞を守る反応でもあります。

また、私たちがふだんヒトの〝瞳の色〟として認識しているのは、「瞳孔（黒目）」のまわりにある「虹彩」の部分です。この虹彩の色を決めているのもメラニン色素です。

メラニン色素が多いと光の波長が吸収されて虹彩の色は濃くなり、瞳は黒や茶に見えます。反対に日射量の少ないヨーロッパでは、メラニン色素が少ないため光の波長が吸収されずに反射して、ブルーやグリーンのような明るい色になります。

瞳の色が薄いと光を通しやすく、眩しさを感じやすくなります。欧米人がよくサングラスをかけているのは、単なるファッションではなく、メラニン色素が少なく光に敏感なためでもあります。

肌や髪、瞳の色の違いは、基本的には人類の進化から生まれました。

強烈な紫外線が降り注ぐアフリカの人々は発がん作用の防御のためにメラニン色素を多く含む黒色の皮膚を手に入れ、日光照射量の少ない欧米ではメラニン色素の量を減らすなど、地域の環境に順応してきた歴史が長い年月でいろいろな人種を生んだのです。

ヒトの肌や瞳の色、毛髪の色の違いはメラニン色素で決まる
メラニン色素が多いと黒く、少ないと白くなる

皮膚が黒くなるしくみ

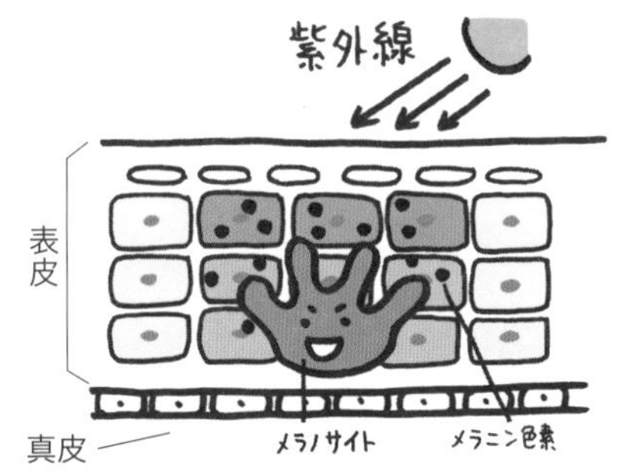

皮膚に紫外線があたると、メラノサイト（色素細胞）が黒い色のもととなるメラニン色素を増やす。このメラニン色素は紫外線から真皮を守る役目をするが過剰反応すると肌のシミの原因となる

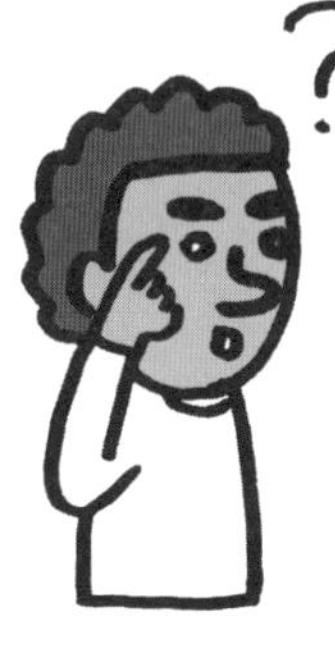

メラニン色素が多いと黒い＝紫外線に強い

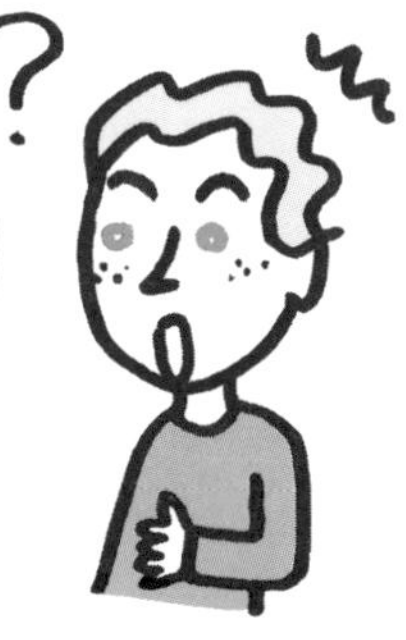

メラニン色素が少ないと白い＝紫外線に弱い

メラニン色素と髪の毛、目の色の関係

メラニン色素

髪の毛の色

多い
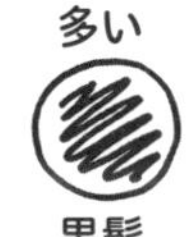
黒髪

少ない
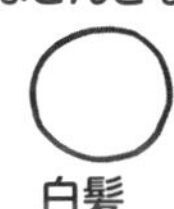
ブロンド

ほとんどない
白髪

歳をとると、メラニン色素をつくる力がなくなって、髪毛は白くなる

目の色
＊目の色とは黒目の回りの虹彩の色

虹彩
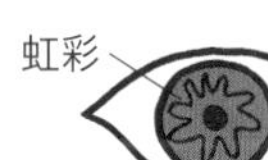
濃褐色（ブラウン）

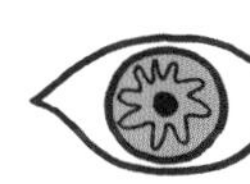
緑（グリーン）
灰色（グレー）

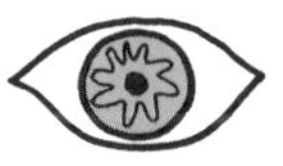
青色（ブルー）

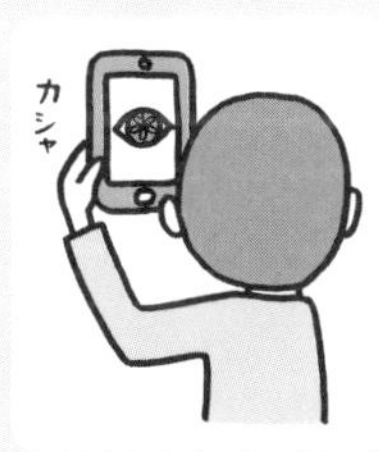

虹彩認証システムは一卵性双生児でも見分けられる！

虹彩の中の細かな線状の模様はシワの一種で生後２年ほどで成長が止まり、それ以降は変化しない。この虹彩は左右の目でも一卵性双生児でも異なるパターンとなる。この虹彩の模様をデジタルデータ化して個人を特定する方法を「虹彩認証システム」といい、指紋認証や顔認証をはるかに上回る正確さを誇る。

32 鼻の穴が2つあるのには理由がある？

いつも片方の鼻は詰まっていて交代で呼吸する

ヒトの体には、目・耳・手・足などは左右対称に2つずつあります。顔の真ん中にある鼻はひとつですが、穴は2つあります。これは見た目の問題ではなく、立派な理由があります。

鼻の奥には毛細血管が集まった鼻甲介（びこうかい）という膨らみがあり、数時間ごとに左右交互に充血と膨張（ぼうちょう）を繰り返しています。膨張した鼻孔は空気が通りにくくなるため、**鼻の穴は実際には片方ずつ、左右交代しながら呼吸しているのです。**

この鼻の省エネ作業は8割程度のヒトに起こり、「交代制鼻閉（ネーザル・サイクル）」と呼ばれ、自律神経によってコントロールされています。

交代制鼻閉が起こる理由には諸説ありますが、**ひとつは片方の鼻の穴を休ませることで呼吸に使うエネルギーを節約するためと考えられています。**

鼻の穴はそれぞれ左右の肺に対応しており、気管に大量の空気が入り込むのを防いで、肺が呼吸するのに適した温度や湿度に調節しているのです。外の冷たい空気が入ってきたときは、鼻甲介の血管が膨張し、そこを通る空気を暖め、乾燥した空気が入ってきたときは粘液が分泌されて空気を湿（しめ）らせます。

また、ヒトの鼻は、想像以上に多くのにおいをかぎ分けます。今までは、約千種類の嗅覚受容体を持ち、数十万種類のにおい物質をかぎ分けるとされていましたが、近年少なくとも1兆種類もかぎ分けられるという研究が発表されました。においを認識することは、空気中の浮遊物質をかぎ分けることです。ちなみに犬の嗅覚は人間の約100万倍といわれています。

識別の難しいにおいも、詰まった側の鼻の穴を空気がゆっくり通ることで識別しやすくなり、より多くのにおいをかぎ分けることが可能になっているのです。

鼻の穴が2つあるには大きな理由があったのです。

ヒトの片方の鼻の穴はいつも詰まっている！
理由は諸説あるがハッキリしない

鼻甲介
膨らみ、片方の穴をふさぐ

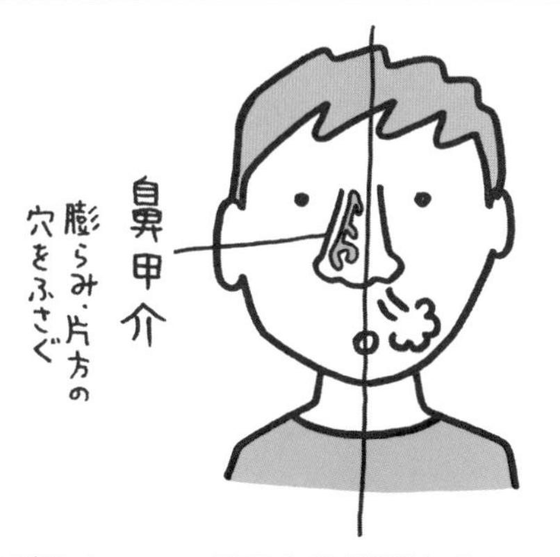

片方の鼻は詰まっている

(8割程度の人に起こる)
鼻甲介という粘膜で覆われたヒダが膨らみ、片方の穴をふさぐ。およそ1～2時間おきに交代におこなわれ、空気の通り道を開けたり閉じたりする

片鼻が詰まっている理由は諸説ある！

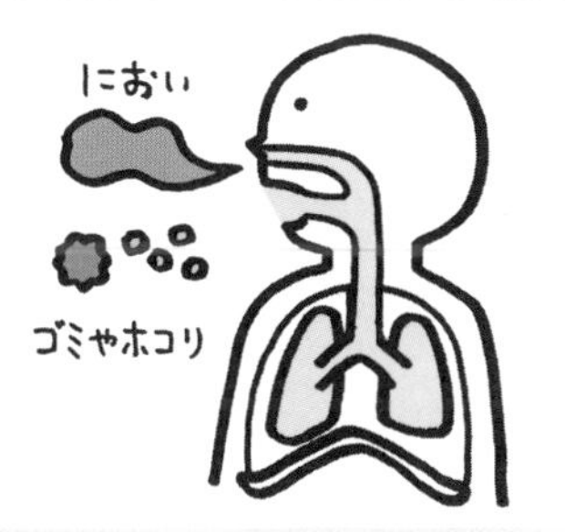

- 片方の鼻の穴を休ませることで、呼吸によるエネルギーの消費を節約する
- 詰まった鼻でゆっくり識別しにくいにおいを識別する
- ウイルスなどの細菌が侵入するのを防ぐため

もしも鼻の穴がひとつだったら!?

- **呼吸がしにくくなる**
  鼻の穴でスクリューのような乱気流が起こって呼吸がしにくい

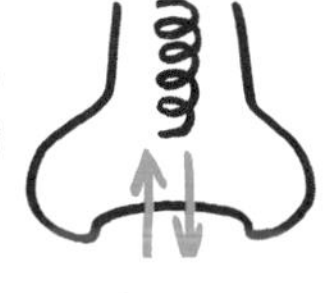

- **多くのにおいをかぎ分けるのが困難**
  1兆種類ものにおいをかぎ分けるにはひとつの穴では作業がオーバーし、機能が低下する
- **ほこりやゴミを取り除きにくい**
  粘膜の面積が広ければ広いほどほこりやゴミを取り除ける。鼻中隔(びちゅうかく)という仕切りで鼻の穴を2分して面積を広げている

頭スッキリ
人さし指を眉間にあてる

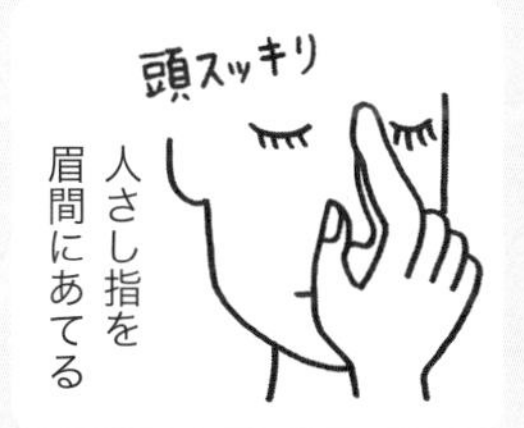

片鼻呼吸法で自律神経を整えスッキリしよう！

〔片鼻呼吸法のやり方〕　5回繰り返す
①親指で右鼻をふさぎ、左鼻からゆっくり息を吐く
②ゆっくり息を吸って吸い込んだら中指で左鼻をふさぐ
③次に親指を離し、右鼻からゆっくり息を吐く
④さらに息を吸い込み、親指で右鼻をふさぎ中指を離す

33 フィギュア選手がスピンで目が回らないのはなぜ？

練習の積み重ねで出る神経物質が助けてくれる！

ヒトが平衡を保っているのは、耳の奥にある「三半規管」と呼ばれる半円形の3つの器官（半規管）と「前庭」の働きによるものです。ところがヒトが回転すると三半規管で体の回転を感じます。

3つの半規管にはそれぞれリンパ液と「クプラ」という絨毛が長く伸びた感覚細胞が集まっており、回転するとリンパ液の流れとクプラの動きが前庭神経から脳に伝えられグルグル回っているように感じるのです。一方、眼球は、反射的に回転と逆の方向に動きます。頭が動いても見えている像がぶれないようにするためですが、回転が続くと動きについていけず、眼球がけいれんしたように揺れる「**眼振**」が起こります。体の回転を止めてもリンパ液の揺れは同時には止まらないため、〝体が回っている〟という情報が伝わってしまい、文字どおり目が回り続けるのです。

バレエでは目を回さない方法として「**スポッティング**」という技術があります。**回転するときに、遠くの一点を選び、それを見つめ、体を回転させながら、ぎりぎりまで、その点を見つめ続けて、頭を回すときには一気に回して、再びその点を見つめるというテクニックです。**

しかし、氷の上で回転するフィギュアスケートの場合はバレエよりも回転が速いため、スポッティングだけでは目が回ってしまいます。そのため、頭と目をできるだけ動かさないようにして、右回りのときは右側、左回りのときは左側に黒目を寄せて、まわりの景色を流れるように見ることで、できるだけ目の動きを抑えているのだそうです。とはいえ、スピンは1秒間に3〜4回転、全部で20回くらいは回っています。**ところが練習によって徐々に体を慣らしていくと、「GABA」という抑制神経伝達物質が分泌され、目の回りを抑えてくれるのです。**

フィギュアスケート選手は何回スピンしても目が回らない
練習を積み体を慣らすと抑制神経伝達物質が出る

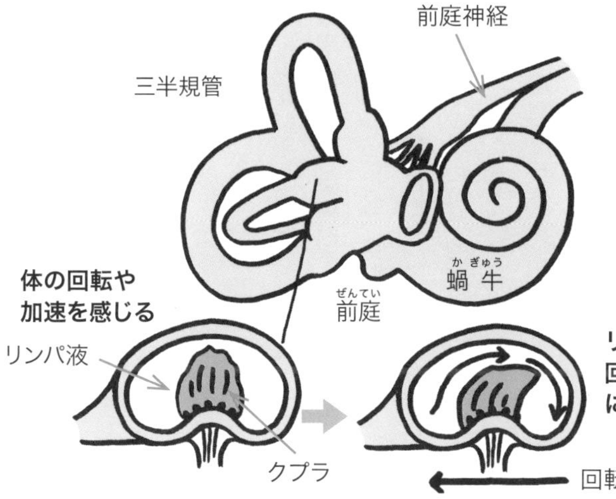

目が回るしくみ

回転するとリンパ液とクプラが回転方向と反対に流れ、その動きが脳に伝わるが、体が止まってもリンパ液の揺れは止まらず、目が回った状態になる

目を回さない方法

フィギュアスケート選手の場合

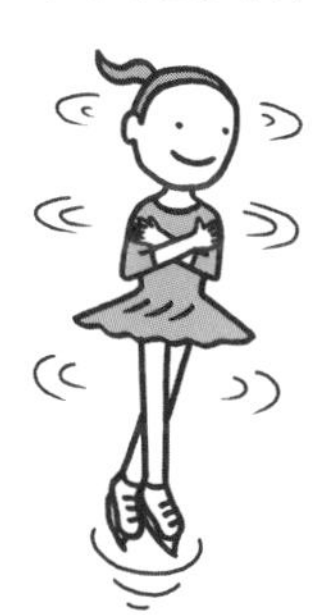

頭と目をできるだけ動かさないように、右回りのときは右側、左回りのときは左側に黒目を寄せて、まわりの景色を流れるように見ることで、目の動きを抑える。練習を積むと「GABA」という目の回りを抑える抑制神経伝達物質が分泌される

バレリーナの場合

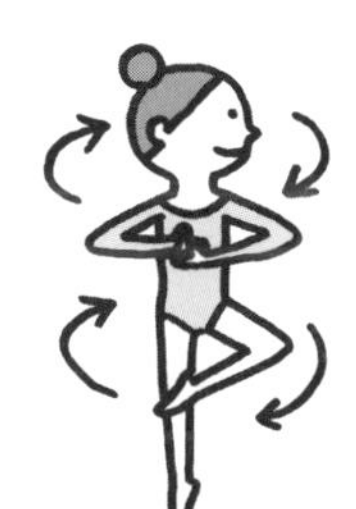

スポッティングという技術がある

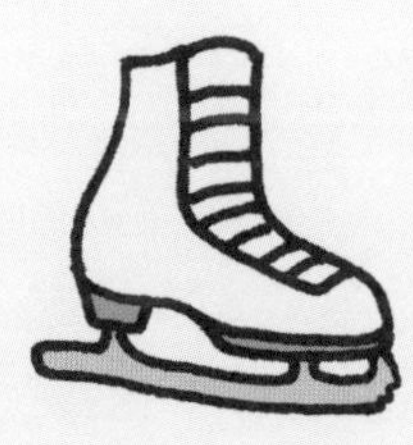

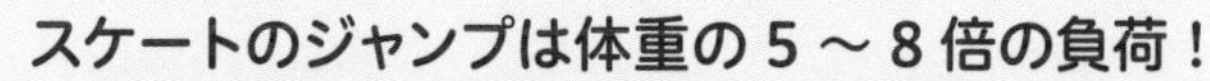

スケートのジャンプは体重の5～8倍の負荷！

華麗な舞を魅せるフィギュアスケート選手の見せどころはジャンプ。そのときの着陸時にかかる力は、なんと体重の5～8倍といわれる。ランニング時の足が地面に着くときの力が体重の2～3倍といわれるのに比べると大変な負荷と衝撃である。体の柔軟さと体幹の強さ、優れたバランス感覚が必要とされる競技だ。

34 ツメは健康のバロメータってどういうこと？

ツメは栄養不足や体調不良の影響を受けやすい

爪は、「ケラチン」という硬いタンパク質できた皮膚の一種で、爪の根元にある半月状の「爪母」でつくられます。**体の末端にあり、末梢血管が集まっており、栄養が届きにくいことから栄養不足や体調不良の影響を受けやすく、爪の色や状態によって自身の健康状態を知ることができます。**爪に特徴的な変化が起こる疾患もあるので、覚えておくと便利です。

爪に入った横線は、体調不良や強いストレスなどの影響で、爪の成長が一時的に滞ったことをあらわします。爪は1日に0・1ミリ伸びるといわれているので、爪の根元から溝までの長さを測れば、体調不良の時期がわかります。細かい縦線があらわれるのは加齢によるもので、とくに心配ありませんが、縦線がくっきりとして爪が割れるようなら血行不良の可能性があります。

また、爪の色が変わったときも注意が必要です。爪が白く濁る原因でもっとも多いのは爪白癬（爪みずむし）ですが、爪が白く濁ってすりガラスのようになった場合は慢性の腎障害や肝硬変、蒼白の場合は鉄欠乏性貧血、暗紫色は心臓や肺疾患の人などにみられる症状です。

爪が薄くなって真ん中がくぼみ、**スプーンのようになった「スプーン爪」は、鉄欠乏性貧血に多くみられますが、首に腫れを伴う場合は甲状腺機能亢進症も考えられます。**指先が太くなって太鼓のバチのようになった「**バチ爪**」は、血行不良で指先に血液がたまってしまうのが原因で、先天性の心臓病や慢性肺疾患、ときには肺がんも疑われます。

また、爪が割れやすいのは乾燥が原因です。水仕事が多かったり、ネイルのために除光液をよく使う場合は、ネイルオイルやハンドクリームで保湿をおこないましょう。

爪の色と形で健康状態をチェックする

爪の下は末梢血管が多く集まって、血液循環の影響を受けやすい

まずは爪の構造を知ろう

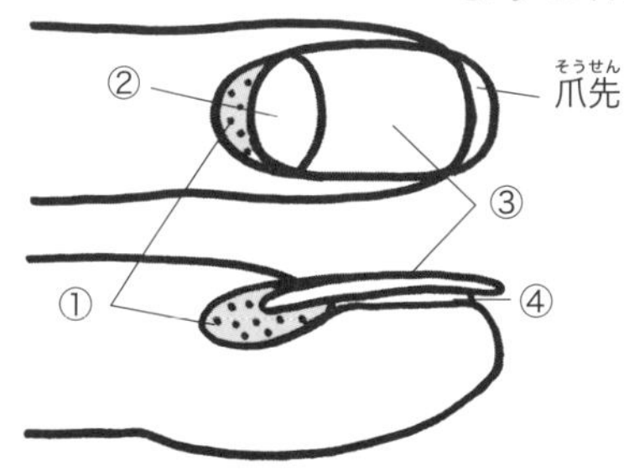

①爪母　爪甲を形成する。血管と神経が通っていて、ここで爪がつくり続けられる

②爪半月　爪甲の根元の半月板の乳白色の部分。新生した爪甲で水分が多い

③爪甲（そうこう）　通常爪といわれる部分、固いケラチン（タンパク質）からなり、指先を保護する

④爪床（そうしょう）　皮下組織の一部。爪の形成と維持に必要な水分や栄養を供給する

指先の保護以外にも重要な役割がある

- **ものをつかむとき：**爪がないと指先に力が入らない
- **歩くとき：**地面を蹴ることも、地面からの力を受け止めることもできない

爪の色と形で健康チェック！

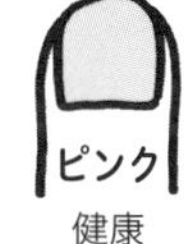
ピンク
健康

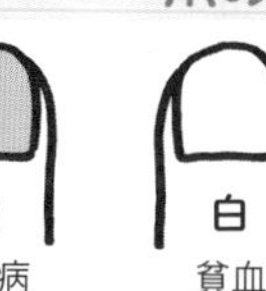
紫
心臓病
肺疾患

白
貧血
肝疾患

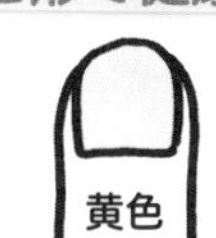
黄色
黄色爪症候群
（リンパ系の異常）

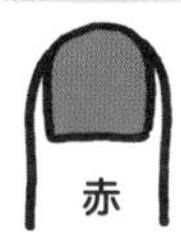
赤
動脈硬化
多血症

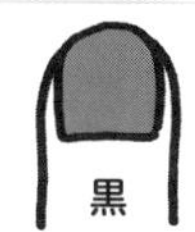
黒
皮膚がんの可能性
（爪メラノーマ）

縦線
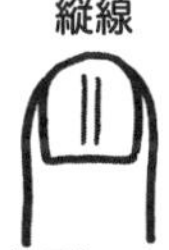
老化現象・血行障害（爪が割れる）

横線
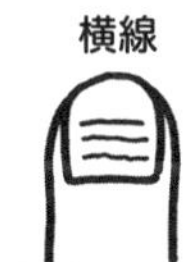
体調不良・ストレス、心不全（白線が1本）

白濁
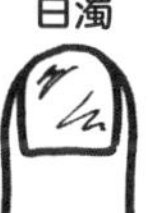
爪白癬

バチ爪
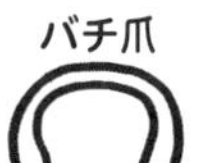
肺炎・肺がんの可能性

スプーン爪
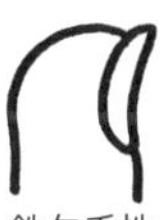
鉄欠乏性貧血

左記の症状はあくまで指標であり、該当する方は専門医の適切なチェックを受けてください

爪の伸びる早さは部位や環境によって違う

- 健康な成人は1日に0.1㎜、幼児・高齢者は0.07～0.08㎜伸びる
- 足の爪のほうが厚く、成長が遅い（手の爪は足の爪の2～3倍の速さ）
- 右手は左手より早く伸びる。指の中で人さし指が早く伸び、中指、薬指、親指、小指の順
- 冬より夏、夜より昼間のほうが伸びが早い

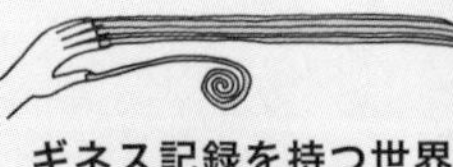

ギネス記録を持つ世界で最も長い爪の男

66年間伸ばし、909.6㎝（すべての指の爪の長さの合計）

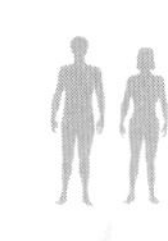

35 皮膚呼吸ができないと死ぬって本当？

ヒトは肺と心臓の働きで全身に酸素を送っている！

皮膚は、一般的な成人で面積が約1・6～2平方メートル、およそ畳一枚分もある人体で最大の臓器です。外部のさまざまな刺激から体を守り、血管の拡張と収縮や発汗による体温の調節や、脂や古い角質の排出など、さまざまな働きをしています。

女性がお化粧などで皮膚呼吸ができないと肌が荒れるといわれたり、**体に金粉などを塗（ぬ）ったパフォーマンスは皮膚呼吸ができないために短時間しかできない、などの〝都市伝説〟が語られたこともあり、ヒトは皮膚呼吸ができないと生命にかかわる、と信じている人も多いようです。**

ミミズやヒルのように、特別な呼吸器をもたない生物は皮膚呼吸に頼ることになりますが、エラ呼吸をするウナギで約70パーセント、両生類のカエルで30～50パーセント、鳥類は1パーセント以下と、進化とともに皮膚呼吸の割合は低下します。**ヒトの場合、皮膚呼吸の割合はわずか0・6パーセントにすぎず、皮膚の毛細血管にも肺呼吸によって酸素が届くため、たとえ皮膚呼吸ができなくても問題はありません。**

かつて、魚から進化してきた動物が陸上で生活するためには、水分の蒸発を防ぎ、乾燥に耐（た）えうる丈夫な皮膚が必要でした。

鳥類や哺乳類は、皮膚呼吸に頼ることをやめることで水辺から離れ、陸上の生活に適した厚い皮膚を手に入れたのです。

そして、ヒトのように大きな生きものの場合、肺で空気を取り入れ、心臓のポンプで全身に酸素を行き渡らせるようなシステムでなければ体の隅々（すみずみ）まで酸素を届けることができなくなりました。

結果、**体が大きくなり過ぎたヒトは、皮膚呼吸で生命を維持することは困難で、代わりに肺（はい）呼吸による肺胞（ほう）での「ガス交換」をおこなうようになったのです。**

ヒトは肺胞で酸素と二酸化炭素の交換をしている！
皮膚呼吸ができないと死ぬというのは間違い

肺呼吸

「ガス交換」は肺胞と毛細血管間でおこなわれる

気管
気管支
肺
肺胞
肺胞
二酸化炭素
酸素
毛細血管

1回の呼吸で500ミリリットルのペットボトル約1本分の空気を吸ったり吐いたりする

肺胞と毛細血管の間で酸素と体内の二酸化炭素を交換することを「ガス交換」という

生きものの呼吸

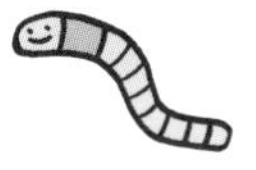

ミミズ

皮膚呼吸

●皮膚の毛細血管から酸素を取り入れ、二酸化炭素を放出する

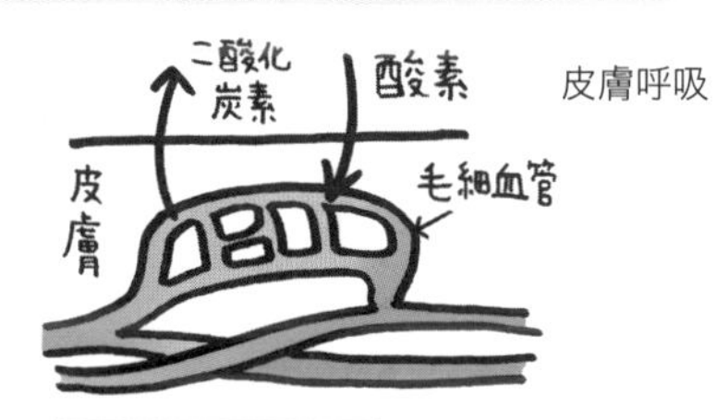

皮膚呼吸

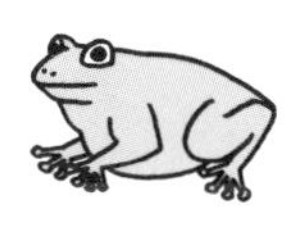

カエル

肺呼吸と皮膚呼吸

●冬眠中は70パーセントが皮膚呼吸

オタマジャクシ

エラ呼吸

●成長するに従って皮膚呼吸と肺呼吸に変化し、水中から水辺へと移動

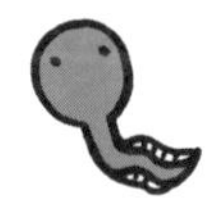

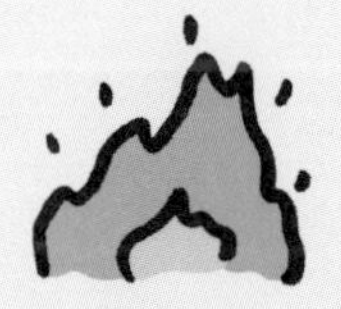

火傷（やけど）は皮膚の損傷による合併症に要注意

皮膚の体表面積60パーセント以上の損傷する重症の火傷を負うと、死亡率が50パーセントを超えるという。しかし、火傷の恐ろしさは皮膚の損傷だけでなく火傷が引き金となる合併症だ。脱水症状やショック症状、臓器障害、とくに最近は感染症による敗血症が増えている。

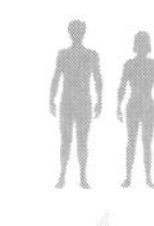

36 ハゲるヒトとハゲないヒト、何が違う？

ホルモンと遺伝、2つの要素が大きくかかわる

髪の成長には遺伝やホルモン、頭皮の血行不良、食生活、ストレスなど、さまざまな要因がかかわっていますが、**ハゲてしまうかどうかを決めるのは「ホルモン」と「遺伝」が大きな要因といわれます。**

体毛の濃さや量は、ホルモンによって決まります。思春期になると分泌が活発になる男性ホルモンは、ひげや胸毛の発毛を促(うなが)しますが、なぜか髪には逆に作用します。頭部の毛乳頭にある男性ホルモン受容体が、ほかの部位の毛乳頭と異なり、**男性ホルモンの刺激に対して「脱毛」の指示を送るためです。これには「ジヒドロテストステロン（DHT）」という男性ホルモンが関係しています。**

DHTは胎児が男児の場合、男性器の発達に大きく影響しますが、出生後は目立った役割をせず、成人後に増えすぎるとひげなどの体毛を増やす一方で、頭髪の毛包は縮(ちぢ)んで髪が細くなってしまいます。そして最終的には毛包から頭髪が生えなくなって、ハゲてしまうのです。

DHTがなぜこのような働きをするのかはわかっていませんが、**思春期以降に髪の生え際(はえぎわ)や頭頂部の髪がどちらか一方、あるいは両方から薄くなっていく「AGA（男性型脱毛症）」の原因ともいわれ、DHTは別名〝脱毛ホルモン〟とも呼ばれます。**

また、ハゲにはある種の遺伝子が関係していることもわかっています。**現在わかっているハゲの原因となる遺伝子は、X染色体上にあります。**男性にはX染色体がひとつしかないため、ハゲに関する遺伝情報は母親から受け継ぐことになりますが、女性には2つのX遺伝子があるため、両親どちらかの〝ハゲにくい遺伝子〟を受け継ぐ可能性があります。そのため、女性は男性よりもハゲにくい、と考えられて、母方の祖父のハゲの遺伝子が孫に伝わるとされるのです。

薄毛、脱毛はホルモンと遺伝が関与している！
男性型脱毛症は悪玉男性ホルモンDHTが原因

男性型脱毛症（AGA）が起こるしくみ

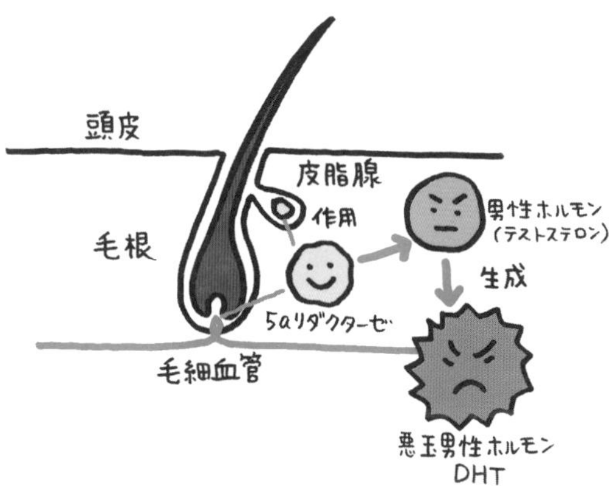

皮脂腺から分泌された5αリダクターゼと男性ホルモンが結合、脱毛原因となる悪玉男性ホルモンDHTを生成する

薄毛とハゲの原因の多くはAGA

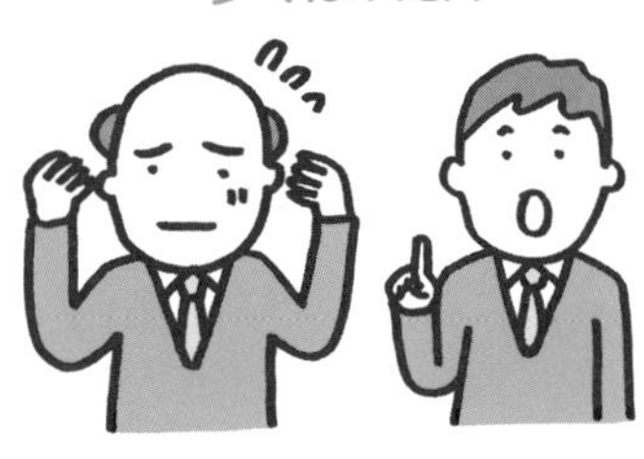

頭頂部と生え際に起こる

FAGA（女性男性型脱毛症）は女性ホルモンのエストロゲンの減少による。頭皮全体のボリュームが減るのが特徴

母方のおじいちゃんが薄毛だと自分もハゲるという説（AGAの場合）

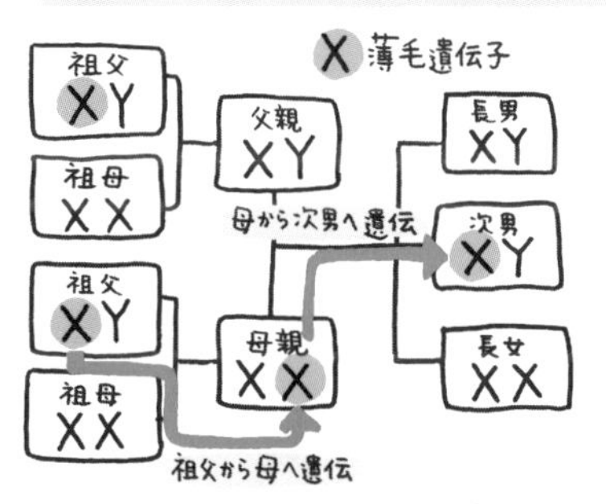

薄毛（ハゲ）の遺伝子はX染色体上にある。祖父に薄毛遺伝子を持った娘（母親）は薄毛遺伝子を内在し、男の子どもに遺伝する。つまり、母親から受け継いだ薄毛遺伝子は母方の祖父から受け継ぐことになる。これを「隔世遺伝」という

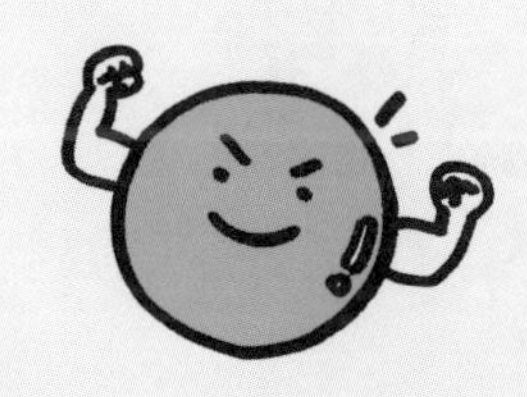

ハゲの兆候は優秀な能力と逞（たくま）しい肉体の証！

　薄毛の原因である男性ホルモンには、男らしい肉体と優れた知能を高める作用があることがわかってきた。つまり、髪の薄さはたくましい肉体と知能、生殖能力の高さの証明ともいえる。将来ハゲそうだからといって悲観する必要はなさそうだ。

辛味(からみ)は味覚ではなく感覚で、脳内で痛みとして認識される!?

トウガラシやワサビ、ショウガ、サンショウなどに代表される刺激的な味を「辛味」といいますが、実は、辛味は「味覚」ではありません。人間の舌にある味蕾(みらい)で感じる味覚は、甘味・旨味(うまみ)・塩味・苦味・酸味の「基本五味」と呼ばれる５つです。辛味は、これら五味とは感知する細胞（受容体）が異なり、食べ物が口の中に触れた感覚や、痛み、温度変化に反応します。

つまり、辛みは、こうした「痛覚」や「温覚」で捉える「感覚」なのです。

辛味成分には、大きく分けてトウガラシやショウガのように口の中がヒリヒリと熱く感じる「ホット」と呼ばれる辛味と、ワサビやカラシなどの鼻にツーンとくる「シャープ」な辛味があります。ホット系の辛味は熱刺激受容体によって感知され、食べて数秒経ってから辛さを感じ、なかなか辛さがおさまらないのに対し、シャープ系の辛味は冷刺激受容体によって感知され、口にした瞬間に辛さを感じますが、比較的すぐにおさまるのが特徴です。また、ホット系の辛味は食べると鎮痛(ちんつう)作用や多幸感をもたらすエンドルフィンやドーパミンが放出されるため、辛いものの好きな人がより辛いものを求めるのもこのためだといわれます。

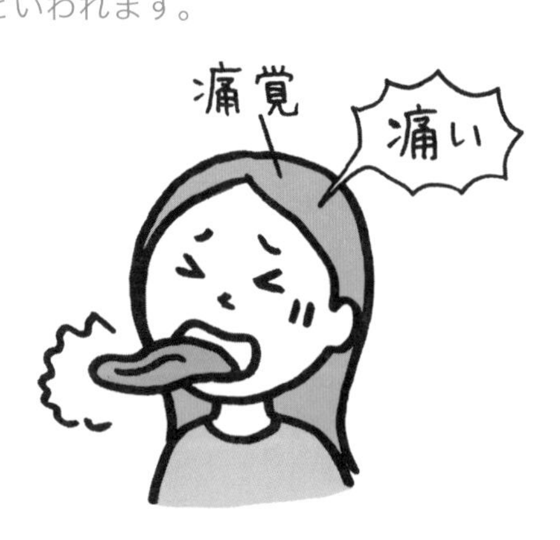

第5章

筋肉・骨格と運動の不思議

体を支え、動かし、外観をつくる

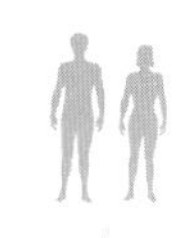

37 大人になると身長が伸びなくなるのはなぜ？

骨の成長板が消えると身長の伸びは止まる！

ヒトの体は、全身の骨が少しずつ伸びることで大きくなっていきます。成長期の子どもの骨の両端には、「**成長板**」と呼ばれる軟骨層があります。

ここには骨をつくる「軟骨細胞」や「骨芽(こつが)細胞」、「破骨細胞」が大量に存在し、これらが成長ホルモンの働きで活性化すると、分裂を繰り返しながら少しずつ骨が長くなり、成長していきます。

また、思春期になると、成長ホルモンに加えて骨芽細胞の働きを高める「性ホルモン」が増えることで、身長（骨）も一気に伸びます。

しかし、成長板の軟骨細胞は、ある程度骨が成長すると分裂をやめてしまいます。その時期、つまり身長が伸びなくなるのは女性で15～16歳、男性で18歳頃といわれますが、これには多少の個人差があり、20歳くらいまで伸びる人もいます。

思春期が来ると、最終身長はだいたい決まってしまうのです。骨の両端にある成長板は、「**骨端線(こったんせん)**」とも呼ばれ、骨端線が確認できれば、まだ身長が伸びる〝伸びしろ〟があるということです。

骨端線は20歳を過ぎたあたりから徐々に骨に変わって白くなり、やがて消えてしまいます（骨端線が閉鎖する）。**骨端線が消えると身長はそこで止まってしまいます**。身長が伸びなくなっても背骨は20歳、手足の骨は30歳頃まで骨量が増え続け、大人の体をつくっていきます。

ところで、身長は遺伝ですべてが決まると思っている方も多いと思います。もちろん、遺伝的要素もあるのですが、睡眠、運動、食事、ストレスなどの後天的環境要素も大きな要因となります。

「**寝る子は育つ」のことわざとおり、成長ホルモンが分泌されるのは寝ている間です**。成長のためにも、質のよい睡眠をとることが大切です。

成長板が確認できればまだ背は伸びる！
骨の両端の軟骨細胞の分裂が止まると身長が止まる

大人になると身長が止まる理由

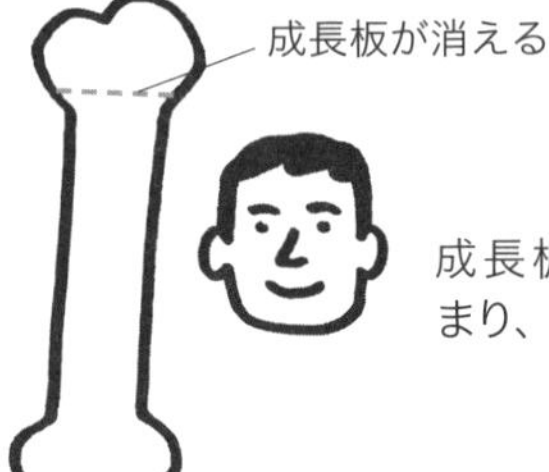

成長板の軟骨細胞が分裂し、骨は少しずつ長くなる

成長板の分裂が止まり、成長が止まる

骨に関する不思議のウソ？ホント！

身長は朝と夜では約2センチメートルほど違う

○ 背骨の23個の椎間板が日中立って生活する間に重力で少しずつつぶされ短くなるが、寝ている間にもとに戻る

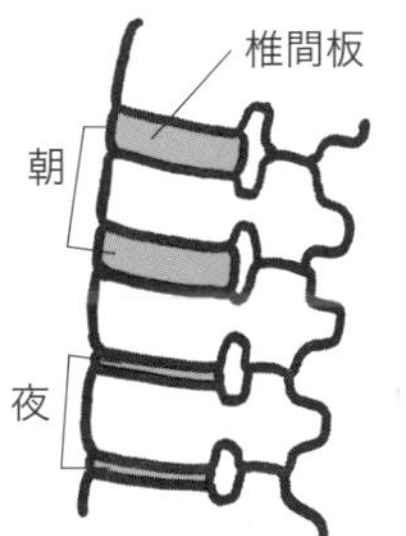

寝る子は育つ

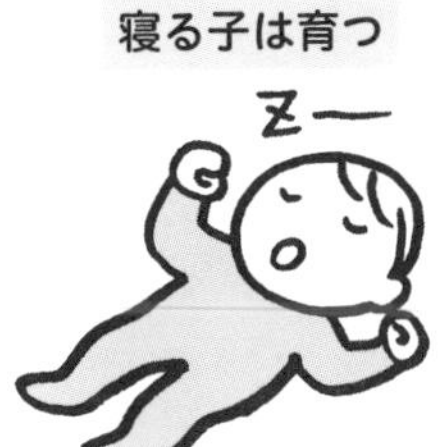

○ 成長ホルモンは、睡眠中に一番分泌される

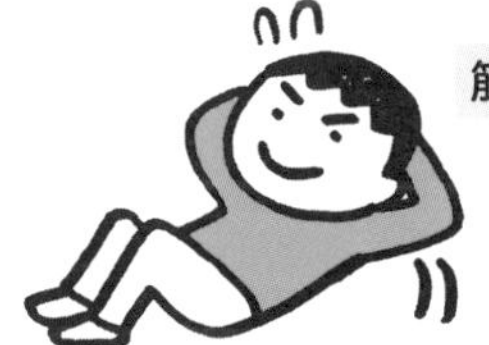

筋トレは骨を強くする

○ 体重負荷は骨を強化し、運動機能の低下を防ぐ

子どもの頃の運動のし過ぎは身長を止める

× 骨が伸びている間は運動してもそんなに筋肉はつかない。高校生になって体が大人に近づくと筋トレ効果は出る

子どもの足の痛み「成長痛」

30パーセントほどの子どもが経験する

夕方から夜間にかけて、突然、膝を中心に下肢が泣くほど痛むが朝には治っているという経験があると思う。成長痛という痛みで3歳頃から小学校の低学年に多く、成長する骨の痛みや心理的ストレスが原因といわれている。マッサージや温めたり、抱きしめてあげると効果的。

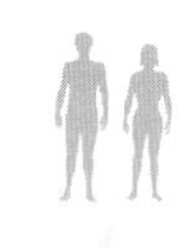

38 骨は生きている〝若返り臓器〟！

骨から出る若返りのメッセージ物質が記憶や精力をアップ

長い間〝体を支え、内臓を守るためのカルシウムのかたまり〟と思われていた骨ですが、最近は、骨が出すメッセージ物質が脳や体に働きかけてさまざまな機能を維持・向上していることがわかりました。

とくに**「骨芽細胞」が分泌するタンパク質のひとつ、「オステオカルシン」は、「記憶力」や「筋力」、そして男性の「精力」などをアップし、「活性酸素の除去」や「肌の活性化」にも効果がある〝若返り物質〟として注目を集めています。**オステオカルシンは、骨に0・4パーセントほど含まれる物質ですが、微量が骨の中から血管を通じて全身に届けられ、脳や筋肉、精巣(せいそう)などに働きかけます。また、**同じく骨芽細胞が出す「オステオポンチン」というタンパク質も、老化や免疫にかかわる物質です。**オステオポンチンが減少すると、骨髄内の免疫細胞の量が減少し、免疫力が低下してがんなどのリスクが高まるといわれています。

骨粗しょう症も骨が分泌する「スクレロスチン」という物質の異常発生が原因となっている可能性も高く、高齢者だけの病ではないとされています。

ところで、「骨細胞」を増やし、骨粗しょう症を防ぐ飲みものの代表とされた牛乳ですが、最近では飲み過ぎると逆に骨粗しょう症の初期症状を起こすという説があります。牛乳には1リットルにおよそ1200ミリグラムのカルシウムが含まれていますが、カルシウムが体内で代謝されるためのマグネシウムがほとんど含まれておらず、大量に摂取すると体内のミネラルバランスをくずす可能性があるというのです。しかし、科学的には実証されていません。

骨は常に新陳代謝を繰り返して、毎日少しずつ入れ替わっています。**全身の骨が入れ替わるには、成人でおよそ3年かかるといわれていますので、常に骨の量を増やし強くする努力は怠(おこた)らないでください。**

カルシウムのかたまり・骨は若返り臓器でもあった！
記憶力、筋力、精力、免疫力をアップ

骨が分泌する若返り物質が若さを保つ

運動により骨に負荷をかけると、骨芽細胞からメッセージ物質が分泌される

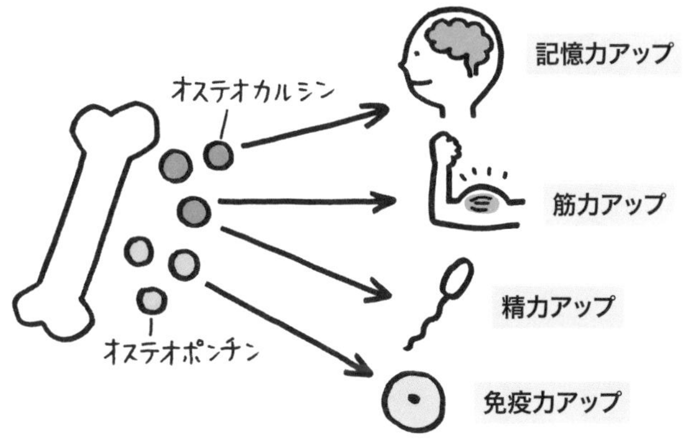

骨そしょう症も骨からのメッセージ物質が関与！

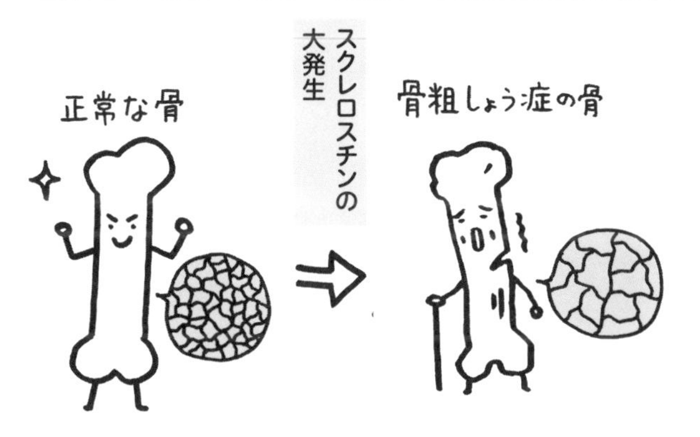

骨への衝撃不足を続けていると骨細胞が「スクレロスチン」という骨そしょう症の原因となる物質を大量発生させる

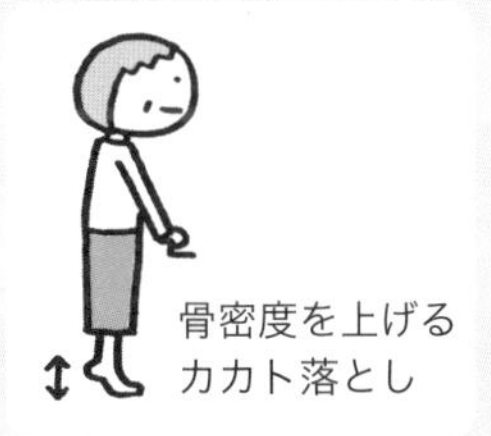

骨粗しょう症の予防にはカカトで「床ドン」！

骨粗しょう症を防ぐ飲みものの代表とされた牛乳だが、最近、飲み過ぎると逆に骨粗しょう症の初期症状を起こすとされている説もある。そこでおすすめなのが、両足のカカトを上げて、ストンと落とす「カカト落とし」だ。ただし、強すぎると逆に膝や腰を痛める可能性があるので、弱めから始め、だんだん強くすること。

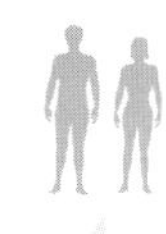

39 運動しないと筋肉や体はどうなるの？

もとに戻るには3倍以上の時間がかかる！

骨折してギプスを外すと、腕や足が極端に細くなっているように、筋肉は使わないと衰えてしまうという特徴があります。

ある実験では、たった2週間、脚を動かさなかっただけで、若者で28パーセント、高齢者で23パーセントの筋力低下が認められたといいます。さらに、若者では485グラム、高齢者で250グラムの筋肉が減少し、もとの筋肉量が多い人ほど影響が大きかったのです。しかも高齢者の場合、週3～4回のトレーニングを6週間続けても筋力はもとに戻らず、もとどおりになるには3倍以上の時間が必要とされます。

高齢者の場合、病気やケガで長期間入院して安静にしている期間が長くなると、筋肉や関節、臓器の運動機能が低下する「廃用症候群」になりやすいといわれます。そうなると、体が思うように動かないことでよけいに体を動かさなくなり、**うつ症状や寝たきりとなることも多く、生活の質（QOL）の低下にもつながる悪循環を招きます。**

しかも、運動不足のために落ちた体力を向上させるには、ウォーキングなどの有酸素運動に加えて筋肉に荷重を加えるウエイトトレーニングが必要になるため、高齢者には高いハードルとなります。

ところで、ダイエットで短期間に体重が減って効果があったとぬか喜びをする人が多くいますが、それは筋肉量が減って、体重が減ったためにダイエットの効果が出たと勘違いしているのです。ダイエットでエネルギー不足になると最初は筋肉量が減っていきます。その後、脂肪が分解されて燃焼すると脂肪量も減るのです。筋肉は脂肪に比べ重く、量が減って基礎代謝が低下すると、逆に太りやすい体になってしまいます。

筋肉は年齢に関係なく、増やすことができます。まずは、運動不足の解消が大切です。

2週間運動をしないと20代の若者の筋力は中高年並になる！
高齢者は長期に安静にしていると「廃用症候群」の可能性も

2週間運動をしないと…

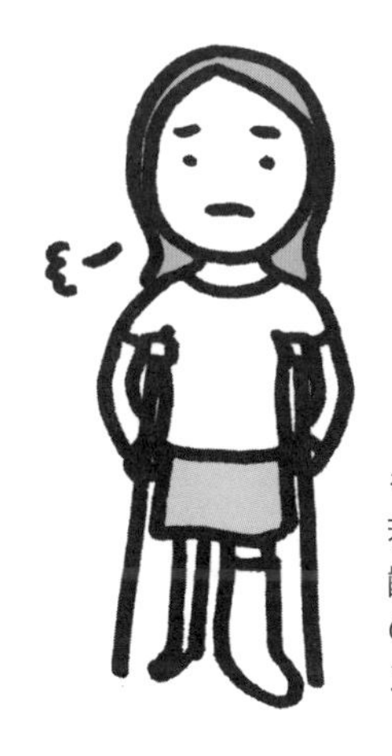

もとに戻るには、若者は3倍、高齢者はそれ以上の期間のトレーニングが必要

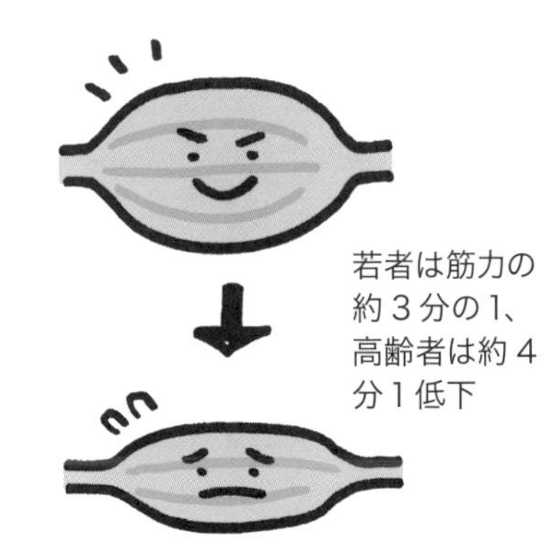

若者は筋力の約3分の1、高齢者は約4分1低下

廃用症候群のおもな症状

筋力低下
骨の萎縮

心臓・肺
機能の低下

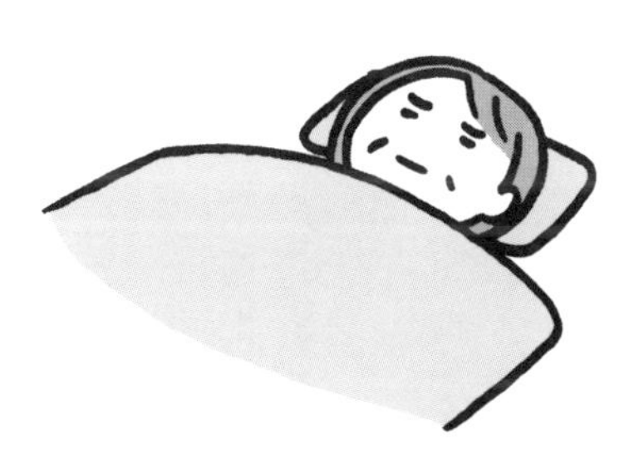

床ずれ
関節の拘縮

抑うつ状態
認知症

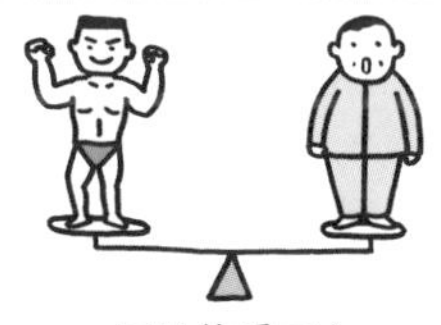

同じ体重でも
見た目が違う

筋肉と脂肪の関係を知る！

筋トレで気になるのは、体重の減少だけでなく、見た目の変化。同じ体積の筋肉は脂肪より、約1.2倍重いという。ということは、密度が違ってくるので、同じ重さの体積では脂肪が大きく、見た目に大きな違いが現れる。筋肉と脂肪は別物で、筋肉は脂肪にならないので、脂肪を消費するには体を動かし、エネルギーを消費する必要がある。

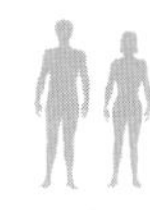

40 筋肉に赤い筋肉と白い筋肉があるのはなぜ？

持久力のある遅筋と瞬発力のある速筋がある！

筋肉は、大きく分けて「**平滑筋**」「**心筋**」「**骨格筋**」の3種類に分けられます。平滑筋は内臓や血管の筋肉、心筋は心臓の筋肉、骨格筋は体を動かす筋肉です。

骨格筋は「筋線維」と呼ばれる直径約20～100マイクロメートルの細い線維状の筋原線維からできていて、この筋原線維の1本1本がゴムのように伸縮することで体を動かしています。**トレーニングなどで〝筋肉がつく〟というのは、この筋線維が太くなることです。**

運動をすると細い筋線維は切れますが、タンパク質などで修復され、前よりも太くなって強化されるのです。

筋線維には、「赤筋」と呼ばれる赤っぽい筋線維と、「白筋」と呼ばれる白っぽい筋線維の2種類があります。

色の違いは「**ミオグロビン**」という、筋線維に酸素を貯蔵する色素タンパク質の量の違いで、赤筋は白筋よりも色素が多く、酸素をたくさん蓄えられるため、赤く、疲れにくいのです。

赤筋と白筋は、収縮速度の違いから「**遅筋**（ちきん）」「**速筋**（そっきん）」と呼ばれることもあります。

収縮速度の遅い赤筋（遅筋）は、少ないエネルギーで収縮を続けることができるため長時間の持続的な運動に、収縮速度の速い白筋（速筋）は、素早く大きな力を発揮することができることから瞬発力が必要な運動に向いています。

赤身のマグロが大海原（おおうなばら）を休みなく泳ぎ回る回遊魚で、白身のヒラメは獲物を獲（と）るときや外敵から逃げるときだけ、素早い動きをすることを考えるとわかりやすいでしょう。持久力が必要なマラソン選手は赤筋が多く、瞬発力が求められる短距離選手に白筋が多いのは、種目によって求められる筋肉が異なるためです。

ヒトの場合は、どちらのタイプの筋肉が多いかは個人によっても異なりますが、高齢になると白筋が減少するといわれています。

骨格筋には性質の違う筋肉がある！
持久力のある赤筋（遅筋）とない白筋（速筋）

筋肉の種類

骨格筋

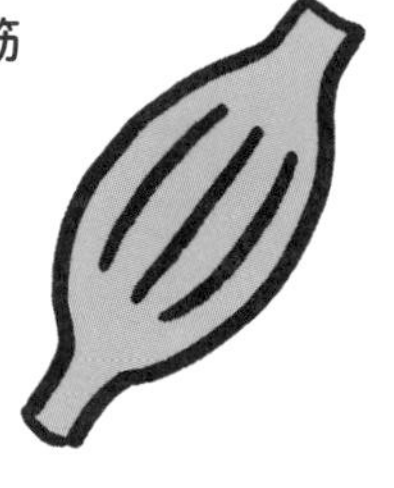

体を動かす筋肉
この筋線維に赤筋と白筋がある

平滑筋

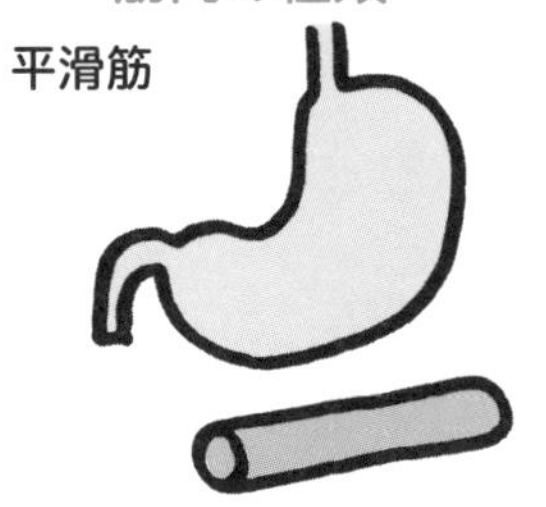

胃や腸、血管などの筋肉

心筋

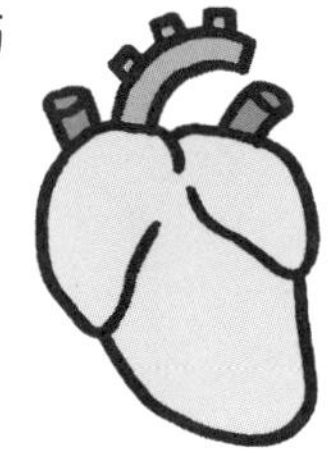

心臓の筋肉

白筋と赤筋の違い

白筋

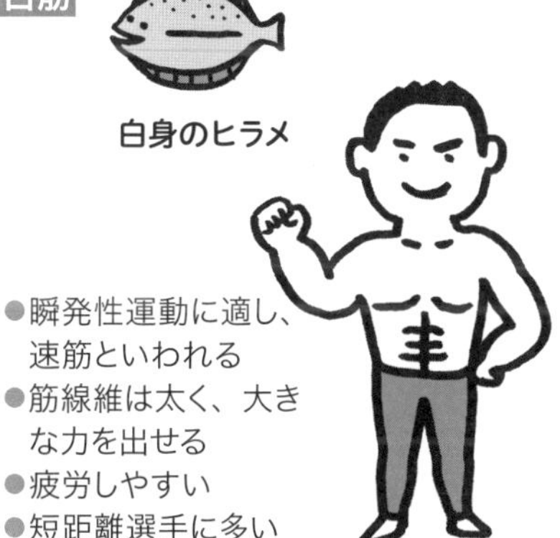

- 瞬発性運動に適し、速筋といわれる
- 筋線維は太く、大きな力を出せる
- 疲労しやすい
- 短距離選手に多い

赤筋

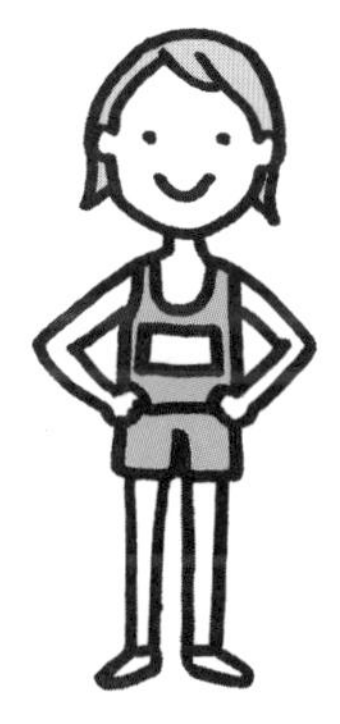

- 持久性運動に適し、遅筋といわれる
- 筋線維が細く、出せる力は小さい
- 疲労しにくい
- マラソン選手に多い

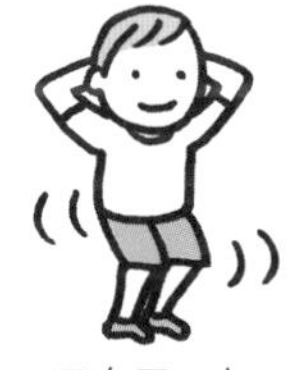
スクワット

トレーニングで“ピンク筋”をつくる！

赤・白筋の2つの筋肉の中間に位置し、持久力と瞬発力の両方併せ持っているピンク筋が注目を浴びている。ピンク筋は誰でも持っているのでなく、トレーニングをすることでつくっていくとされる。このピンク筋を持っている代表的存在は、瞬発力も持久力も持ち合わせているアスリートたちだ。ピンク筋を鍛えるトレーニングはスクワットが最適といわれる。

41 関節がポキポキと鳴る、あれって何の音？

関節液の気泡が一気に弾ける音という説が有力

膝の屈伸やストレッチをしたときに関節が〝ポキッ〟と鳴ることがあります。「**クラッキング**」とも呼ばれ、指の関節をはじめ首や顎、手首、肘、膝など、いろいろな関節で起こる現象です。

子どもの頃、指の関節をわざと鳴らしたことがある人も多いのではないでしょうか。

この音の正体については、長年いろいろな説が考えられてきましたが、**最近の研究では、関節液（滑液）の小さな気泡が崩壊することで発生する音だという説が有力です。**

関節は、「関節包」という袋で覆われ、骨と骨の間にあるわずかな隙間は潤滑油の役目を果たす「関節液（滑液）」によって満たされています。

指を引っ張ったり急に関節を曲げたりすると、骨と骨の間は離れますが、滑液の量はそのままなので関節包内の圧力が一気に下がります。すると、滑液の中に二酸化炭素などのガスが生じて、気泡ができます。これは、密封された状態で圧力が下がると中から気体が発生するという、液体の性質のためです。

そして、さらに関節内の骨が離されると、この気泡が一気に移動して弾け、その音が周囲の軟骨や骨、関節包、腱などに反響して〝ポキッ〟とした音になるのです。

一度鳴らした関節を、続けて何度も鳴らせないのは、ガスが再び滑液に溶けるまで時間がかかるためです。

よく、指の関節をポキポキ鳴らし続けると指が太くなる、といわれますが、その真偽は定かではありません。ただし、気泡が弾ける瞬間は、小さな面積に1トン以上もの力が働くといわれます。

無理な力をかけ続けると、関節の組織を損なう可能性もあるので、おもしろがって鳴らすのは控えたほうがよさそうです。

関節をスムーズに動かす関節液が音の正体？
関節を曲げると関節液（滑液）の泡が弾けて鳴る

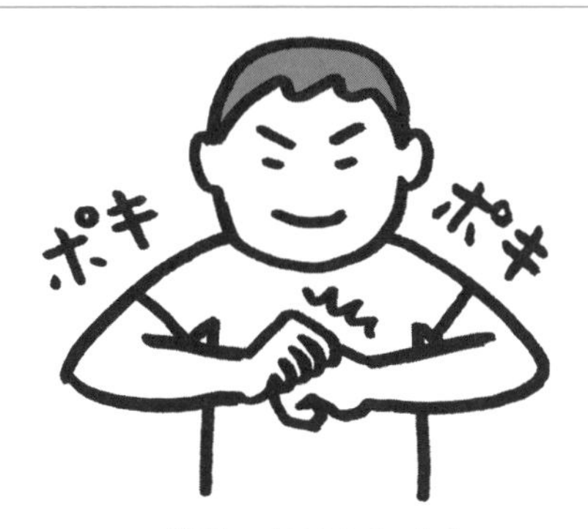

関節の音が鳴ることを
「クラッキング」という

関節の構造

骨
関節液
（滑液）
関節胞

指、首、顎、手首、肘、膝など、
いろいろな部位の関節で起こる

ポキポキ鳴るしくみ（有力な説）

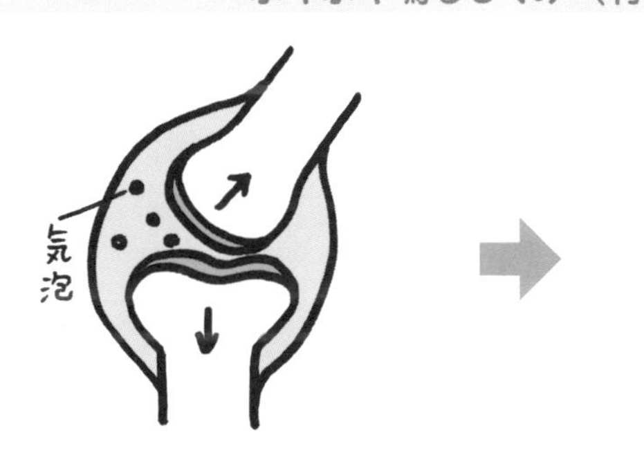

関節を曲げたときに、関節包内の圧力が
下がり、滑液中に小さな気泡ができる

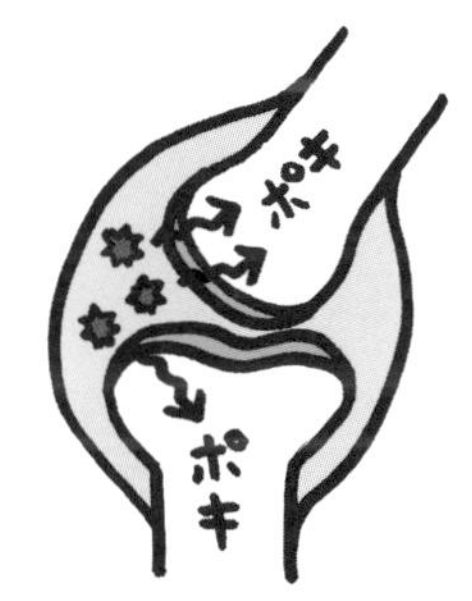

泡が弾けた音が骨や関節包などに
反響してポキッと聞こえる

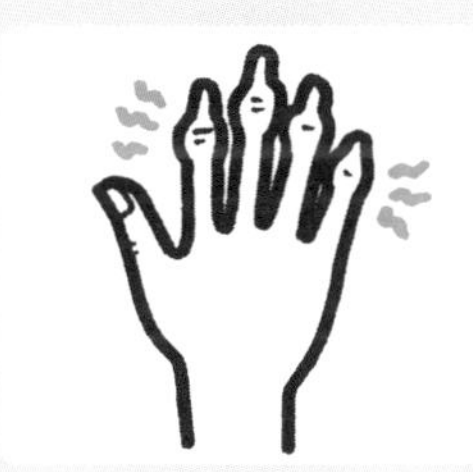

関節を鳴らすのがクセになると太くなる！

指をポキポキと鳴らすとスッキリし、クセになるらしい。同じ指の関節を１日 10 回程度、１ヵ月続けると、炎症を起こし関節が太くなるというデータがある。しかし、首の場合は、軟骨が神経を圧迫し、手がしびれたりする可能性もあり、何回も続けるのはやめてほしい。やめられない場合は、ゆっくりとストレッチをするように伸ばしておこなうこと。

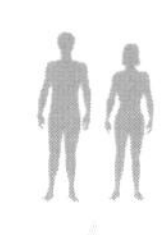

42 土踏（つちふ）まずって何のためにあるの？

ヒトが歩くための大事な役割を果たしている！

「土踏まず」は、足裏のくぼんだところです。ヒトの足は、26個の骨が筋肉に支えられたアーチ状になっています。半円形に弧を描くアーチは、橋やトンネルにも使われているように、**上からかかる力にはもっとも強い構造で、ヒトが2本足で体を支え、歩くことができるのは、足がアーチ状になっているからです。**

足の裏には3本のアーチがあります。ひとつはこの土踏まずのことで、いちばん大きな内側の縦アーチ、2つめは外側（小指側）の縦アーチで、外見上わかりにくいのですがしっかりした小さなアーチ、3つめは親指のつけ根と小指のつけ根を横に結んだ横アーチです。

土踏まずには、地面から受ける力から足を守るクッションの役目があり、もし足の裏全体が地面についていたら、地面からの衝撃（しょうげき）が足裏全体にかかってしまいます。土踏まずがあるおかげで、足にかかる負担が少なくなっているのです。さらに体のバランスをとるセンサーの役割もします。

土踏まずがない「扁平足（へんぺいそく）」の場合、このクッションがないため足が疲れやすく、長時間歩くと足裏が痛んだりしやすいのです。

土踏まずがあるのはヒトだけで、ほかの動物にはありません。赤ちゃんも生まれたときは扁平ですが、立ち上がって歩くようになると3歳くらいからアーチが形成され、9歳くらいで完成します。アーチを発達させるためには、この時期に足指をしっかり使った歩き方をすることが大切です。

生活習慣の変化などから、現代人は土踏まずが退化する傾向にあります。**足の筋肉は、血液を心臓に戻すポンプ機能も担っています。**歩く習慣が減り、足の筋肉が衰えてしまうと血流が悪くなり、さまざまな体の不調を招きます。

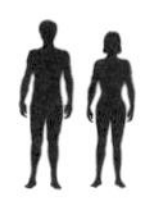

土踏まずは体を支え、足を衝撃から守る！
土踏まずのアーチ構造は上からの力に強い

土踏まずを支える3本のアーチ

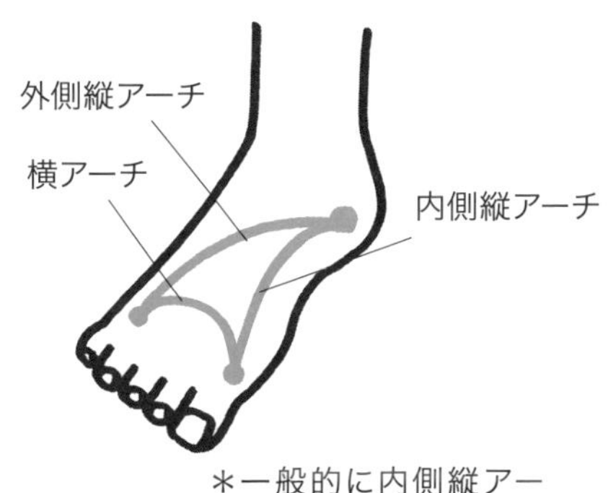

＊一般的に内側縦アーチを土踏まずという

〔アーチの機能〕
バネ作用・クッション作用・バランス作用

土踏まずとは

足裏の地面に着かない凹んだ部分。26個の骨が筋肉に支えられアーチ構造になっている

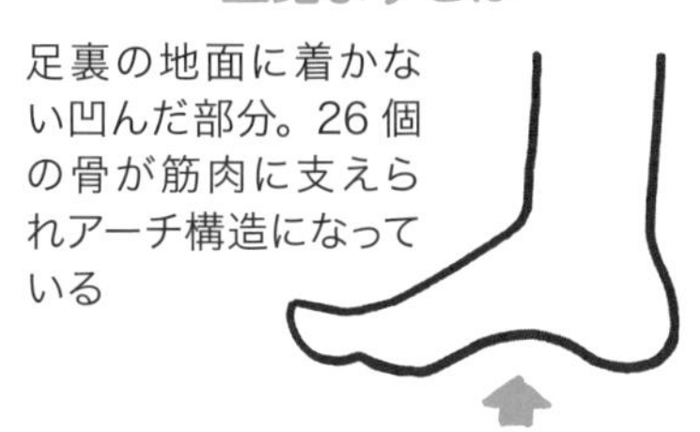

土踏まずがない「扁平足」

歩きにくい、疲れる、足裏に痛みが出る。外反母趾になる可能性もある

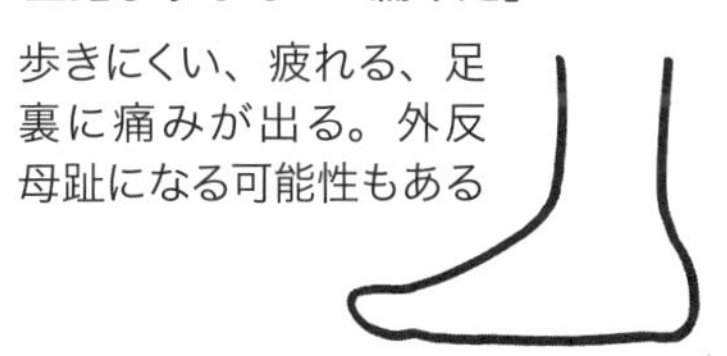

アーチ形状が上からの力に強い理由

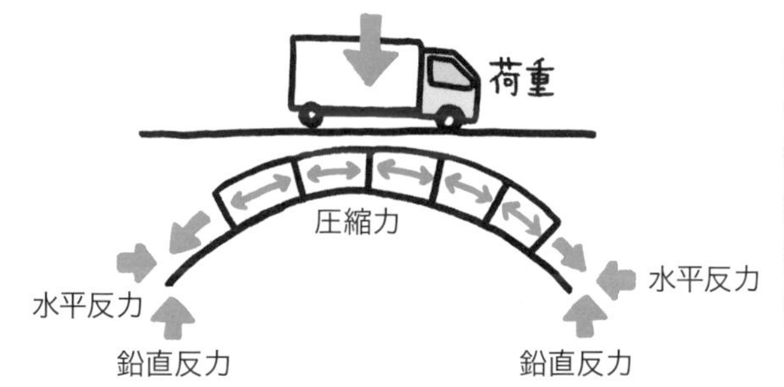

外部の上から力が加わると、広がろうと支持点に大きな水平力が発生する。これに対し地盤から水平反力と鉛直反力が発生して圧縮力で支える。アーチ橋やトンネルなどで利用されている

タオルギャザー

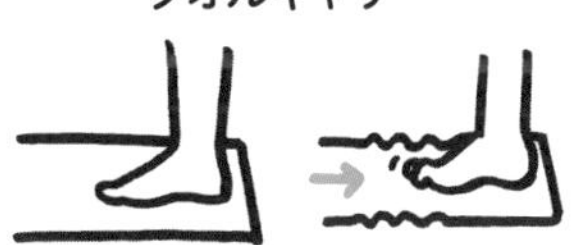

足の指を曲げ伸ばしして、タオルを手前に手繰り寄せる

足裏を鍛えてアーチを整える

ヒトにとって重要なツボの多くが足裏にある。足裏の筋肉を育てるには、土踏まずをしっかり整えることが大切。足裏を鍛えるには足指を動かすことでしかできない。つま先立ちや足指じゃんけん、床に置いたタオルを足指で寄せる「タオルギャザー」など足のエクササイズで足裏を鍛えよう。

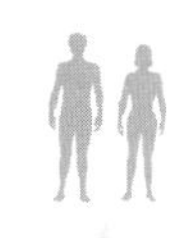

43 お酢を飲むと本当に体が柔らかくなるの!?

迷信だが、お酢にはすごいパワーがある!

昔からよく「体を柔らかくしたければ、お酢を飲みなさい」といわれます。**お酢に含まれる酢酸（さくさん）や酵素には、タンパク質を分解したりカルシウム分を溶かす働きがあります**。そこで調理の際に肉や魚をお酢に漬（つ）けておくと、肉や魚の骨が柔らかくなることから連想したものと思われますが、残念ながらこれは科学的根拠のない迷信です。

お酢の主成分である酢酸は、体内に入ると分解されてクエン酸が生成されます。

梅やレモンなどに含まれるクエン酸には、疲労回復を促したり、全身の血流を改善する効果があります。**こうしたクエン酸の働きによって体内の疲労物質が除去され、筋肉がほぐれることで、疲れて硬くなっていた体が柔軟性を取り戻し〝体が柔らかくなった〟と感じることはあるかもしれません**。

しかし、だからといって、本当に骨や筋肉が柔らかくなるわけでないのです。

とはいえ、クエン酸には上記のような効果に加えて、ミネラルの吸収をよくしたり、紫外線を浴びることで生まれた活性酸素を除去して肌を守るなど、体によい効果がたくさんあります。

さらに抗菌作用や酸味による食欲増進、減塩作用、血糖値の上昇を緩やかにするなど、お酢自体の作用も見逃せません。

体を柔らかくする効果はなくても、健康のため毎日の食卓にお酢を加えるようにするとよいでしょう。

なお、**体の柔らかさは、関節の可動域の広さで決まります**。**関節のまわりの腱や筋肉の柔軟性**、腱や筋肉が柔軟だと手足が大きくスムーズに動かせるので、運動に必要な動きも上手くできるようになります。

本当に体を柔らかくしたいのなら、適度なストレッチがいちばん有効です。

お酢を飲むと体が柔らかくなるという科学的根拠はない！
お酢は血流改善や免疫力アップなどのすごい効果がある

なぜ体が柔らかくなるという説が生まれたか？

酢

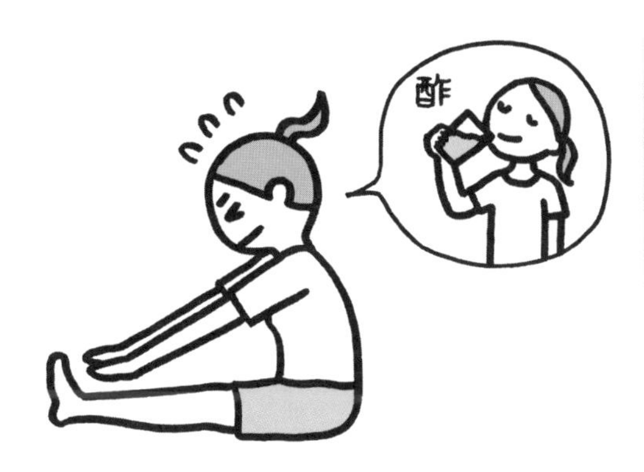

- 料理で魚の骨をお酢で柔らかくしたり、卵の殻を溶かしたりすることが、体を柔らかくするとされた
- あるサーカス団が疲労回復のためにお酢を大量に購入したのを「お酢を飲むので体が柔らかい」という間違った噂がひとり歩きした

お酢にあるすごい効果！

高血圧の抑制
腸内環境の改善
疲労回復
ダイエット効果
免疫力のアップ
オオオー

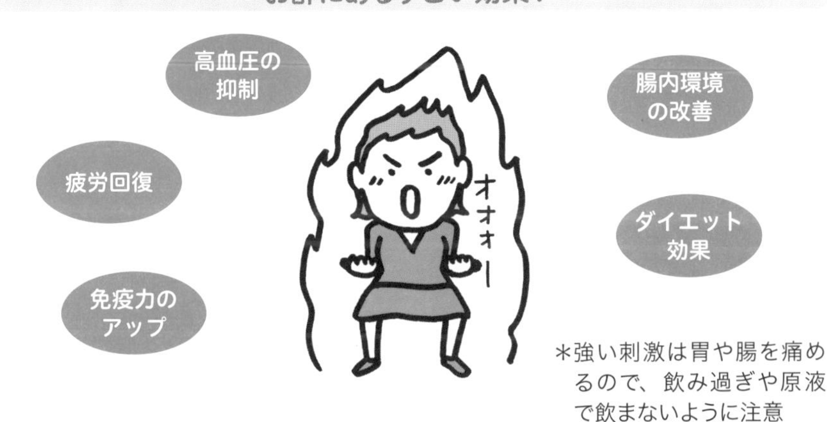

＊強い刺激は胃や腸を痛めるので、飲み過ぎや原液で飲まないように注意

二重関節ってどんな関節？

股関節が180度開いたり、親指が手の甲についたりと、普通の人が一生懸命に訓練してもできないポーズを何の苦痛も伴わずできてしまう人がいる。関節過度可動性という症状で、「二重関節」といわれる生まれつき関節可動域の広い持ち主だ。関節の凹み部分が浅かったり、特別の弾性軟骨を持つことで起こり、新体操の選手やバレリーナを志す人には有利とされている。およそ20人にひとりが持っているといわれるが、脱臼しやすかったり、疲れやすいなどのデメリットもある。

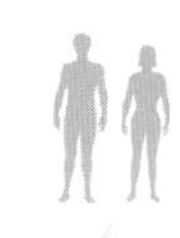

44 筋肉痛の〝乳酸犯人説〟は濡れ衣だった!?

傷ついた筋線維を修復する炎症説が有力!

運動のあとに出てくる「筋肉痛」には、「即発性」と「遅発性」の2種類があります。

「即発性筋痛」は、その名のとおり運動した直後、早ければ運動している最中に起こります。筋肉が熱く、重い感覚になるような痛みを感じ、体を動かしたときだけでなく、長時間同じ姿勢で座っているだけでも起こることがあります。この場合の痛みは、疲労物質である**「水素イオン」**が発生することが原因です。

もうひとつの「遅発性筋痛」は、いわゆる「筋肉痛」のことで、運動して数時間から数日経ったあとに筋肉を動かすと痛みを感じるのが特徴です。筋肉痛の発現は、普段どれだけ筋肉を使っているかなど個人差はありますが、年齢には関係ありません。

これまで、この筋肉痛は疲労によって蓄積される**「乳酸」**が原因と考えられていました。しかし、**現在では乳酸が疲労を起こす物質という考えが間違いだったとされており、この説が〝濡れ衣〟の可能性が出てきたのです。そこで、「筋線維」の損傷を回復する際の炎症が原因なのではないか、という説が台頭してきました。**

筋線維が傷つきやすいのは、筋肉を縮ませる動きよりも伸ばす動きのときです。筋肉は本来、収縮しながら力を出すしくみになっているため、伸ばされながら力を出すという動きには慣れていません。そのため、スクワットなどで筋肉を伸ばすときに筋線維に大きな負荷がかかり、傷ついてしまうのです。

現在では、この傷ついた筋線維を治そうとして炎症が起こり、筋線維を包む筋膜にヒスタミンやアセチルコリン、ブラジキニンなどの痛み物質が刺激を与えることで筋肉痛になる、という説が有力となっています。

なお、筋線維が切れることで筋肉痛が起こるという説もありますが、筋線維には痛みを感じるしくみがないため、これは違うようです。

乳酸は痛みやコリを起こす疲労物質でなかった！
傷ついた筋線維を修復する炎症説が浮上

乳酸が痛みの原因でない理由

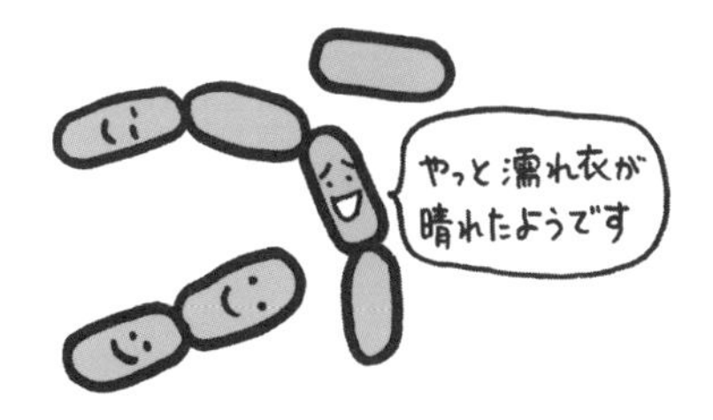

- 乳酸が疲労物質という考え自体が間違いだった
- 運動をおこなっていないときにも乳酸がつくられる

筋肉痛とは？

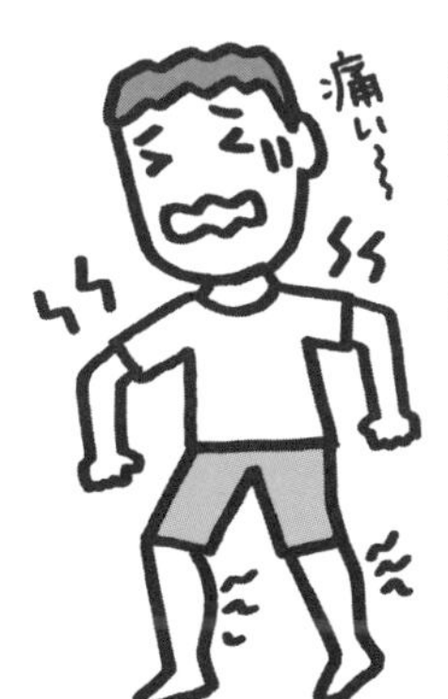

運動後数時間から数日後に生じる筋肉の痛み（遅発性筋痛）。その原因は医学的にはまだはっきり解明されていない

筋肉痛が傷ついた筋線維を修復する「炎症説」

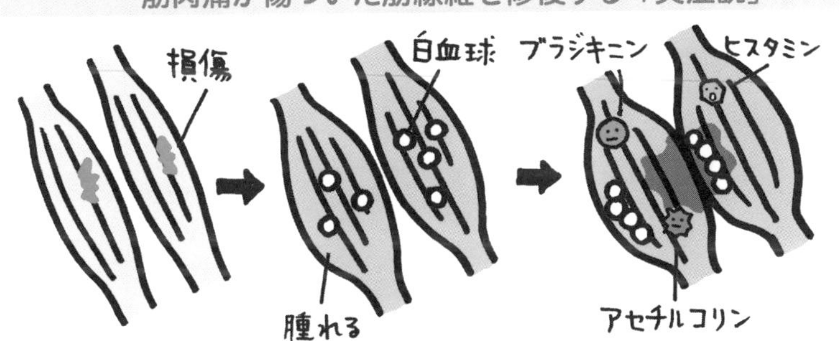

①激しい運動で、筋線維が損傷を受ける

②その傷を修復しようと、白血球が集まり、炎症が起きる

③痛みを起こす刺激物質が産生され、痛みを感じる

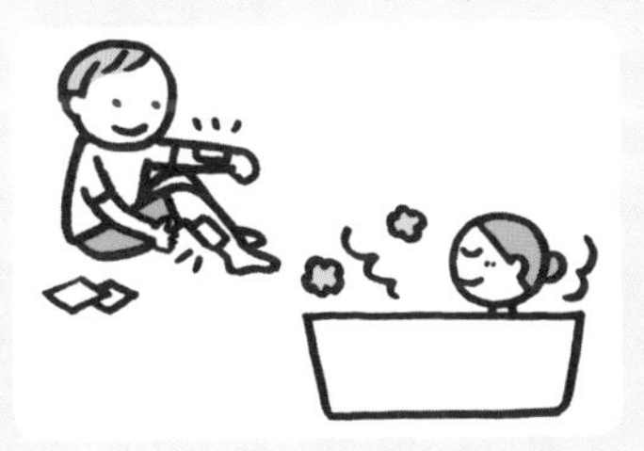

筋肉痛が起こったときの対処

筋肉痛がひどいときは、まず患部を冷やし（アイシング・湿布）痛みをやわらげる。痛みが引いたらぬるめの風呂で体を温め、軽いマッサージなどで血行を促す。予防は、運動前に準備体操でウォーミングアップをおこない、激しい運動の後には、軽いウォーキングなどでクールダウンし、しっかり水分補給をする。

閉経後の女性がなりやすい 骨粗しょう症をビールで予防!?

骨は、成人になってからもメンテナンスされて新しい骨へと生まれ変わっています。これを「骨のリモデリング（骨改変）」といい、破骨細胞によって骨を溶かして血中にカルシウムを放出する「骨吸収」と、骨芽細胞によって血中のカルシウムなどから骨をつくる「骨形成」の働きによって、体は血中のカルシウム濃度と骨密度を維持しています。骨吸収と骨形成のバランスがくずれ、骨吸収が進んで骨がもろくなった状態が「骨粗しょう症」です。骨粗しょう症は約80%が女性といわれ、閉経後の女性ホルモンの減少が大きな要因とされています。女性ホルモンのエストロゲンには破骨細胞の働きを抑え、骨芽細胞を活性化して、骨密度を維持させる働きがあるため、閉経によるエストロゲンの急激な低下が、骨密度減少の引き金となってしまうのです。

最近の研究で、ビールに含まれるホップ成分に、この骨密度の減少を抑制する効果があることが判明しています。動物を用いた実験では、適量（人間に換算すると体重60kgあたり約100㎖）の摂取が骨粗しょう症のリスクを軽減するといわれます。女性には、1杯のビールが骨粗しょう症の予防になるかもしれません。ただし、飲み過ぎは厳禁です。

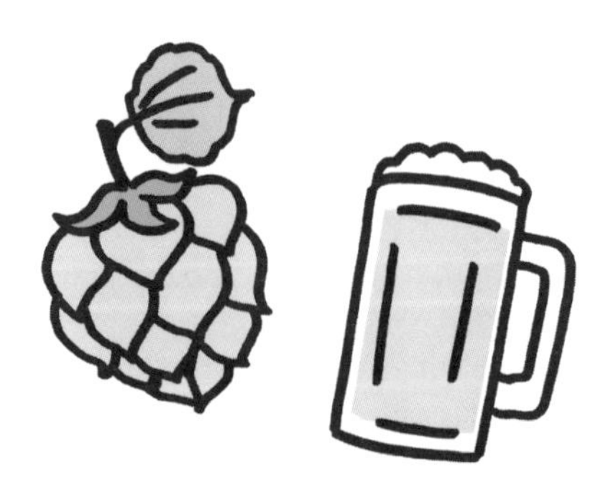

第6章

生命の誕生と神秘を生む

生殖器と細胞・成長の不思議

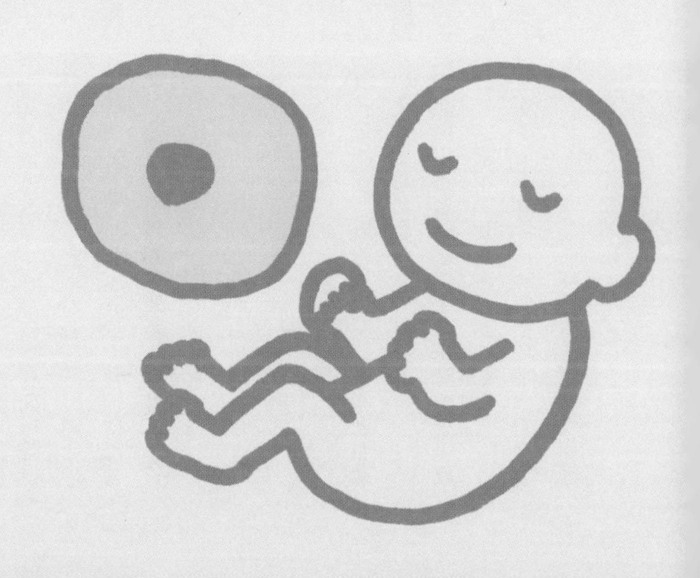

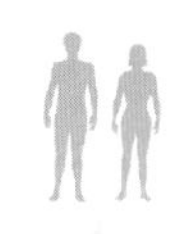

45 女性はいくつまで赤ちゃんを産めるの？

40歳を超えると、自然妊娠が難しくなる

思春期を迎えた女性は脳の視床下部（ししょうかぶ）にある下垂体（かすいたい）から「性腺刺激ホルモン」が分泌され、これを受けて卵巣（らんそう）から女性ホルモンが出て胸が膨らみ、卵巣や子宮などの生殖器が発達するなどさまざまな体の変化が現れます。

だいたい10～14歳くらいで卵巣から卵子が出る「排卵」が起こり、「月経（げっけい）」が始まります。

女性の月経周期（生理周期）には多少の個人差がありますが、およそ25日～38日以内が正常とされています。**月経が始まると、卵子は脳下垂体（のうかすいたい）から分泌される「卵胞刺激ホルモン」の刺激を受けて月に1回排卵が起きて妊娠・出産が可能になります。**

女性が排卵するのは卵子を育てる卵胞に蓄えられた中でいちばん成熟した卵子で、月に1個、生涯を通してもせいぜい400～500個といわれます。それらの卵子はすでに胎児のときに卵胞に蓄えられ、生まれてくるときは約200万個くらいあったのですが、思春期の頃には20～30万個に減り、さらに思春期以降は月におよそ1000個ずつ減るといわれ、閉経（へいけい）時にはゼロへと近づきます。そして、45～55歳くらいになると閉経を迎えます。**閉経の平均的な閉経年齢は50～51歳くらいです**が、月経があれば妊娠できるというわけではありません。閉経の10年ほど前から排卵がほぼなくなるため、自然な妊娠ができるのは41～42歳くらいまでといわれています。

20代前半から30代前半が、妊娠・出産にもっとも適している時期といえるでしょう。

日本産婦人科学会によると35歳以上の初産婦を「高齢出産」と定義しています。35歳を過ぎてくると卵巣の機能の低下や女性ホルモンの減少などに伴って、健康な卵子がつくられにくくなり、体にさまざまな影響が出て妊娠・出産が難しくなるためです。

妊娠・出産適齢期は20代前半から30代前半
35歳以上の初産婦はいろいろなリスクが高まる

人生100年時代でも卵巣の寿命は変わらない

閉経の10年ほど前から排卵がほぼなくなるため、自然な妊娠ができるのは41～42歳くらいまでといわれる

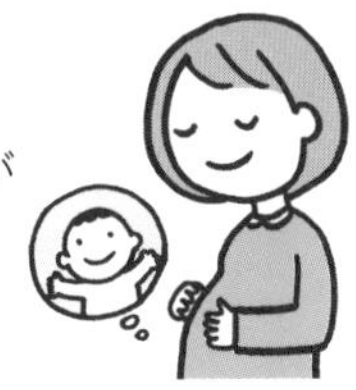

妊娠のしくみ

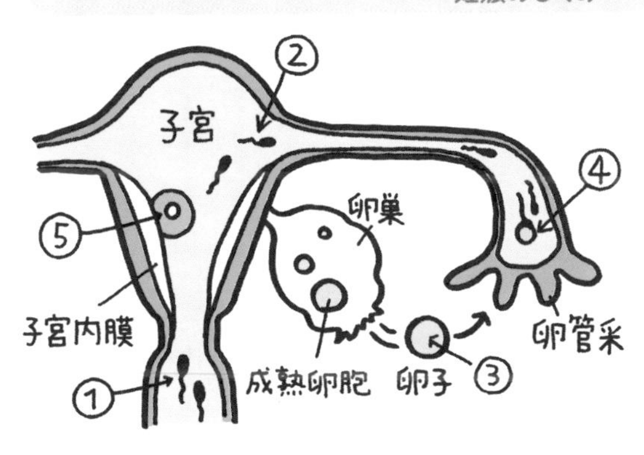

①射精された精子
↓
②精子が子宮から卵管へと進む
↓
③**排卵**：成熟した卵胞が裂けて卵子（卵母細胞）を排出する
↓
④**受精**：精子と卵子が出会う　1個の精子が卵子の中に入る（受精卵）
↓
⑤**着床**：受精卵は子宮内膜に沈み込み根を張る
↓
妊娠が成立

男性のX精子とY精子の特性

この特性が男女産み分けの論議を呼んでいる

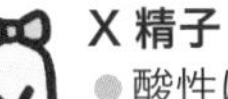

X精子
- 酸性に強い
- 寿命がY精子より長く、2～3日
- Y精子より数が少ない
- 動きが遅い

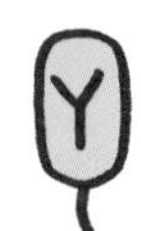

Y精子
- アルカリ性に強い
- 寿命が短く約24時間
- X精子の約2倍の数
- 動きが早い

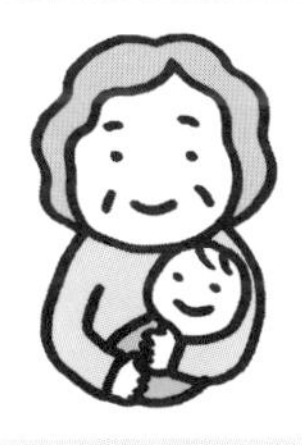

高齢出産のギネス世界最高は66歳！

高齢出産のギネスの世界記録は現在2006年スペインの女性の66歳と358日の出産である。（2019年4月現在）しかし、インド南部の70代（73歳とも74歳とも報じられている）の女性が2019年9月に双子を出産したと報じられている。体外受精で高齢の彼女は帝王切開で出産。事実であればギネス記録を塗り替えたことになるが、残念ながら彼女の年齢は即座に実証できない。

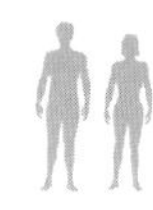

46 どうして男女に分かれて生まれてくるの？

より効率的に子孫を残す、「種の保存」のため！

たとえば、アメーバーのように雌雄がない生物では、体が2つに分かれる「**分裂**」によって殖えていきます。この場合、親と子はまったく同じ遺伝情報を持つことになり、環境が急激に変化するようなことがあると、それに適応できずにアメーバーは全滅してしまう可能性があります。

一方、**男女（雌雄）が別々に存在すれば、2つの遺伝情報が混ざり、子は親兄弟とも異なる独自の遺伝情報を持ち、さまざまな変化が起きても誰かひとりは生き残れ、子孫を残せる可能性が出てきます。**

そこで多くの生物種はせっかく遺伝子の組み換えをするのなら、生き残りのチャンスを増やすためにできるだけ自分と違う遺伝子を探すようになりました。

そのため、**似たような遺伝子を持つグループを雄（男）と雌（女）に分け、効率的に組み換えができるようにしたのです。**

ヒトは46本（23対）の遺伝子を持ち、23番目の染色体がXY（男性）となるか、XX（女性）となるかで男女の性別が決まります。女性の卵子は「X染色体」のみで、男性は「X染色体」と「Y染色体」の2種類を持っています。子どもは親の染色体を半分ずつ持つため、「XX染色体」となれば女性に、「XY染色体」となれば男性になります。

つまり、ヒトの場合、生まれてくる子どもは両親のふたつの遺伝子を併せ持つ新しい体質の人類なのです。

地球環境は長い歴史の間に大きく変化します。もし、全員が同じ遺伝子を持ち、その遺伝子が地球環境に適さないとしたら人類はすでに全滅していたかもしれません。また、男女はその考え方や体質が違います。その違いがこれまでの社会の和を保ち牽引してきたことも否めません。

子孫を残すために雄と雌に分かれる！
違う遺伝子の子孫ができれば、生き残れる可能性がある

ヒトとアメーバーの生殖の違い

ヒト

両親の両方の遺伝情報が伝えられ、新しい遺伝子を持つ子孫が生まれる

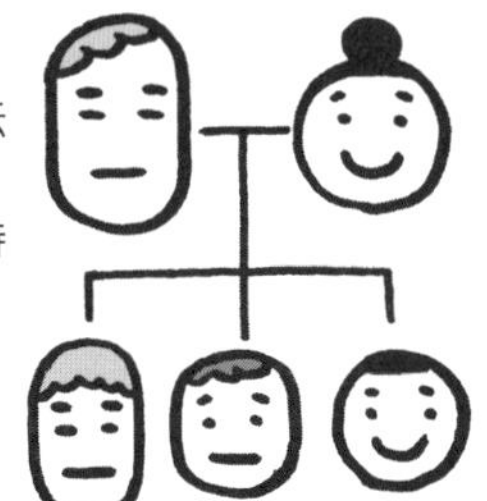

アメーバー

ひとつの体が２つに分かれ殖える（分裂）。分裂後も同じ遺伝情報を持つ

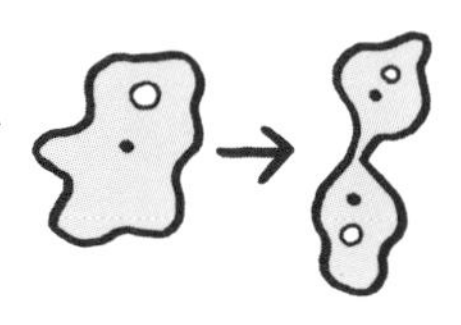

男女の認識の違いは脳梁の性差？

〔この男性脳と女性脳はさまざまな意見があり、個人差もあります〕

性差は男女の脳梁の太さといわれる

男性は細い

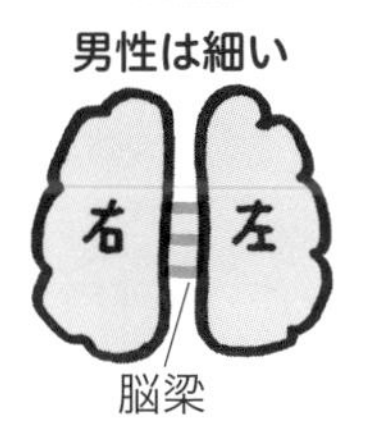

女性は太い

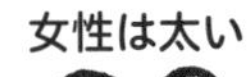
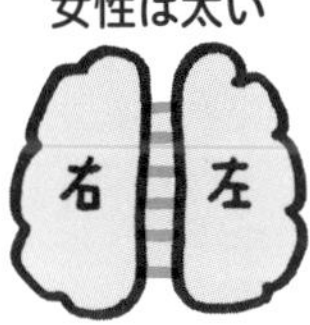

	男性	女性
感覚力	分析・解析力が発達している	直観力に優れている
恋愛観	外見重視、失恋は失ってからじわじわ後悔	内面重視、失恋は一気に落ち込み、立ち直りが早い
会話	目的を解決するため	声を出して共感し合う

男性と女性が同居する雌雄同体の線虫

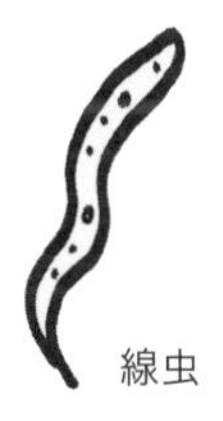
線虫

線虫（線形動物）とは、体調１ミリほどの小さな虫だが、雄と雌雄の両方の機能を持つ雌雄同体の２種類がいる。雄は精子をつくり雌雄同体と交尾し、雌雄同体の個体は精子と卵子をつくり、体内で自家受精して子孫を残す。こんな線虫だが寿命が短く、ヒトの寿命曲線と似ているところから、老化研究の実験モデルとして注目されている。

47 なぜ人間の赤ちゃんは生まれてすぐに歩けないの？

本来の出産予定日より早く生まれてきたから！

動物には、ウマやウシのように生まれて1～2時間で立ち上がって歩けるようになる動物もいれば、ネズミやウサギのように生まれてすぐには自力で動くことができず、親の保護が必要な動物もいます。**前者を「離巣性」動物、後者を「就巣性」動物といいます。離巣性動物は比較的妊娠期間が長く、1度に生まれるのは原則的に1体だけ、就巣性動物では多くの場合妊娠期間が1ヵ月前後と短く、1度にたくさんの赤ちゃんが生まれるのが特徴です。**

人間の赤ちゃんは、霊長類でありながら「離巣性」と「就巣性」の特徴を併せもっている「**二次的就巣性**」といわれます。スイスの生物学者A・ポルトマン（1897～1982年）は、こうした特徴をふまえ、人間が生まれてすぐに自立するためには本来約21ヵ月の胎内生活が必要なのに、実際は約10ヵ月という短い期間で生まれてくる「**生理的早産**」のため生まれてもすぐに歩けないとしました。

彼はまた、人間が生理的早産で生まれるのは、赤ちゃんと母親の体の構造にあると考えました。

ひとつは人間は直立二足歩行を獲得するために骨盤の形を大きく変形し、四足歩行の動物に比べると出産時に産道が広がりにくくなっています。そのため、胎内で赤ちゃんの体が発育し過ぎると、産道を通り抜けられなくなるのです。

2つめは頭部の大きさです。**人間は脳の発達が著しく、頭部が大きくなっているため、他の離巣性の動物と同程度に発育するまで胎内で過ごすと、通常の分娩では産道を通れません。**

このため、生理的早産によって1年早く外に出ることで、非常に弱い存在として生まれながらも二足歩行と大きな頭（脳）を維持・発達させ、現在のような高度な文化を手にしたのです。

赤ちゃんが生まれてすぐに歩けないのは生理的早産のため！
骨盤と頭が産道を通れるサイズのうちに生む必要性があった

動物の赤ちゃんの生まれる状態の分類

離巣性（親と共に移動しながら育つ）
- 妊娠期間が長い
- 原則1体で生まれる
- 生まれてすぐに動き回る

ウマ・サル・ゾウなど

就巣性（巣で守られ育つ）
- 妊娠期間が短い
- 多産で生まれる
- 自分で動いたり食べたりできない

ネズミ・イヌ・ネコなど

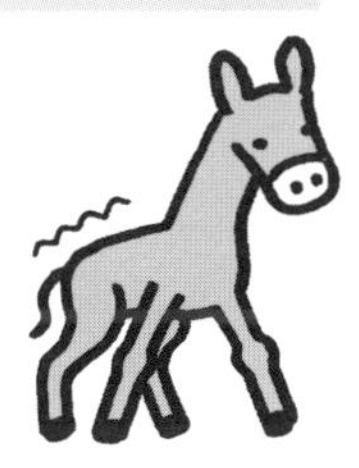

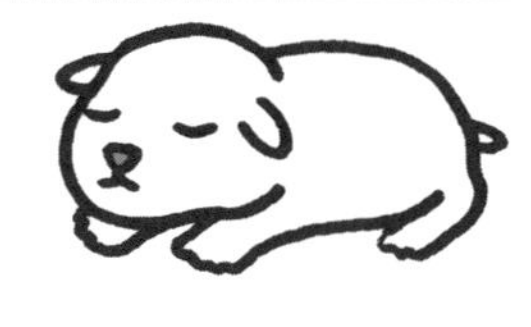

人間の赤ちゃんの特徴

- 妊娠期間が長く、一度に生む子は少ない（離巣性）
- 生まれてすぐの運動機能は未熟で親の保護なしでは生きられない（就巣性）

離巣性＋就巣性

人間は **二次的就巣性**

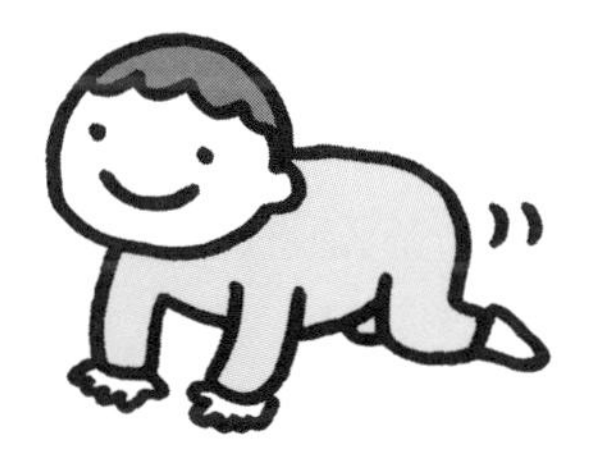

人間はもともと離巣性であったが、直立歩行による産道の縮小と脳と骨盤の発達で、産道を通れるサイズのうちに生まれるようになった（生理的早産）

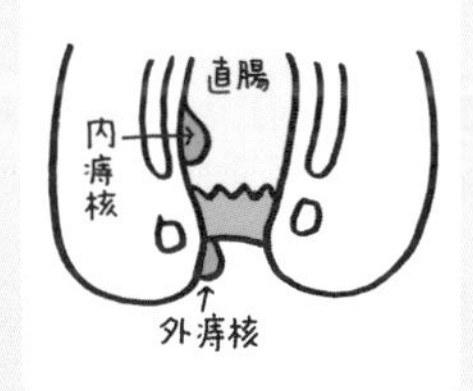

痔は人類だけが背負った宿命！

直立歩行になってヒトのお尻は四足動物と違って、心臓より低い位置にあるのでうっ血しやすくなった。そこで直腸肛門部の血行が悪くなり、血管の一部が膨れあがったのが「痔核（じかく）」。痔核は誰にでもあり、肛門を閉じるときのクッションの役割を果たすが、この部分が大きくなると、激しく痛む。3人にひとりはかかっているといわれる隠れた国民病だが、当然、動物は痔にならない。

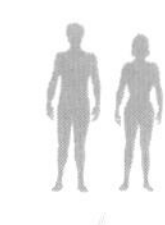

48 人間の体って何でできているの？

約60パーセントは水分で占められている！

人間の体を構成する成分の中でもっとも多いのは「水分」で、体重のおよそ3分の2を占めています。続いて筋肉や内臓、血液、髪や皮膚などをつくっているタンパク質、脂質で、さらにカルシウムやリン、微量ながら亜鉛、鉄、銅、マグネシウムなどの重金属も含まれています。

そして、筋肉や内臓をつくっているのは、生物の基本単位となる小さな細胞です。**ヒトの体は、約37兆個もの細胞が集まってできていて、水分の3分の2は細胞内に含まれています。**細胞の形は体のどこで、どんな働きをするかによって異なり、全部で約200〜300種類ほどあるといわれます。細胞は小さなもので数マイクロメートル、大きなものだと200マイクロメートル（0・2㎜）にもなり、大きさも形もさまざまです。

しかし、どんなに形や大きさが違っていても、基本構造は同じです。ひとつの細胞は、細胞全体を包む「細胞膜」と、その中の「細胞質」にある遺伝子情報が収められた「核」や活動のためのエネルギーをつくり出す「ミトコンドリア」、タンパク質をつくる「リボソーム」、細胞分裂のときに中心となる「中心体」などから構成されています。

人間の体は、1個の受精卵から始まります。受精卵が細胞分裂を繰り返し、さらに筋肉や骨、心臓など、それぞれの役割を担（はい）った細胞に「分化」します。

発生から初期の胚細胞は、さまざまな種類の細胞になる潜在的能力を持っており、このような状態を「未分化細胞」といいますが、**ある程度分化が進むと同じ働きをする細胞が集まって神経・筋・上皮などの組織となります。**

そして、成長後も毎日膨大な数の細胞が新陳代謝を繰り返して私たちの体を維持しているのです。

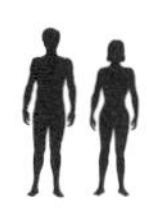

約37兆個もの細胞が集まって組織をつくっている！
組織とは同じ働きをする細胞が集まったもの

ヒトの体は3分の2が水分！

水分の役目
体温調節
目の乾燥をふせぐ
筋肉の働きをよくする
老廃物を尿として排出
酸素・栄養素を運ぶ
消化をよくする
水分の3分の2は細胞内液

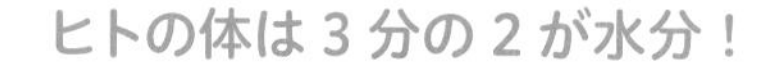

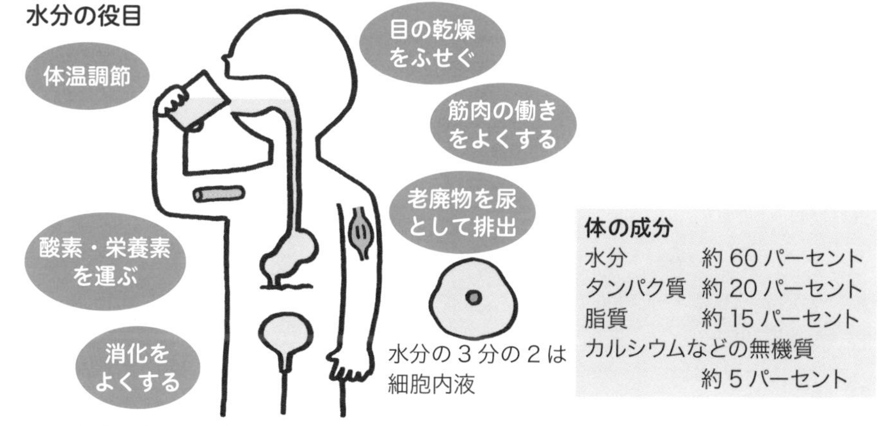

体の成分

水分	約60パーセント
タンパク質	約20パーセント
脂質	約15パーセント
カルシウムなどの無機質	約5パーセント

人間の体は約37兆個の細胞からできている

2013年に発表された論文で、人間の細胞は約37兆個という試算が発表された。この細胞を1列に並べると地球を約9周するという

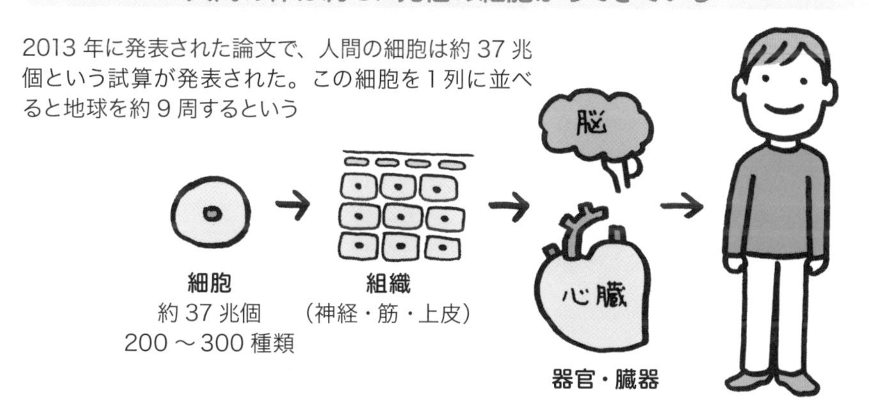

視交叉上核

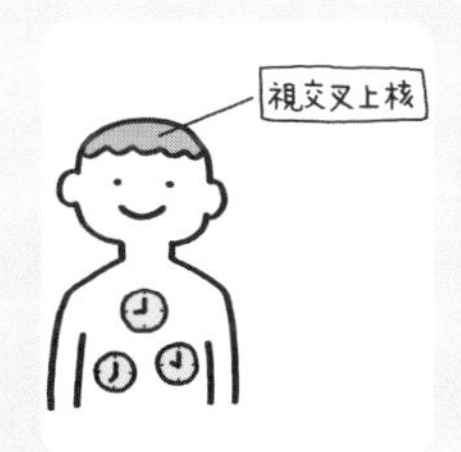

24時間のリズムを刻む「体内時計」

朝起きて、昼活動し夜眠るという約24時間のリズムで我々は生活しているが、このリズムは何億年も生きてきた生物が、進化の過程で獲得したもので、地球上のほぼすべての生物が持っている。これは、体のいたるところに見えない時計「体内時計」が内蔵されているからだ。生殖細胞を除くすべての細胞にあり、体の中枢の視交叉上核からの指令で細胞が一斉に動き行動する。

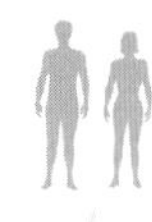

49 細胞が自殺するってどういうこと？

ネクローシスとアポトーシスという死に方がある！

細胞の寿命は体の部位によってそれぞれ異なり、いちばん長い骨細胞でおよそ10年、筋肉細胞で6～12ヵ月、皮膚細胞は20～30日、いちばん短い腸内の上皮細胞は1日といわれます。こうした「細胞死」には、大きく分けて2つの種類があります。

予定されていない死である「ネクローシス」と、**プログラムされた死である「アポトーシス」**です。

ネクローシスは、外傷や細菌感染、栄養不足などのほかからの要因によって細胞が膨張・破裂して内容物が流出し、炎症反応を引き起こす予期せぬ細胞の死で、「**壊死**（えし）」とも呼ばれます。

対するアポトーシスは、〝死のプログラム〟にしたがって細胞が収縮・分割し、最終的には「アポトーシス小体」と呼ばれる小さなかたまりとなってマクロファージ（白血球の一種）に貪食（どんしょく）されて消滅する「**自発的な死**」です。炎症も起きず、ほとんど痕跡を残さないまま、一部は新たな細胞の材料として再利用されます。

アポトーシスはさまざまな状況で起きることが知られており、脊椎動物の神経系の発生過程では、神経細胞の約半数がアポトーシスによって死んでいくといわれます。

たとえば、胎児の手足の指ができる過程にもアポトーシスがみられます。はじめはしゃもじのようだった腕や脚の先端が、ある程度成長すると指の間にあるところの細胞が消滅して、わたしたちが目にする指の形ができてきます。

また、日焼けのように強い紫外線によって遺伝子が修復不可能なほどに傷ついたときは、皮膚細胞は自らの判断で死んで、新しい皮膚に生まれ替わるなど、**劣化した細胞は、ほかに被害を及ぼさないように自死するアポトーシスがプログラムされているのです。**

細胞の死には自殺型と他殺型がある！
自殺の原因はヒトが健康に生きるため

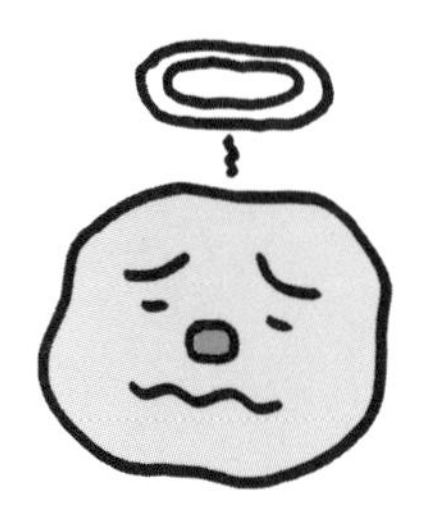

細胞は毎日、約3000億個死んで、新しい細胞と入れ替わる。これはヒトが健康に生きるための重要な機能。がんは細胞が死ぬための機能をなくしたために発症する

ネクローシスとアポトーシス

ネクローシス

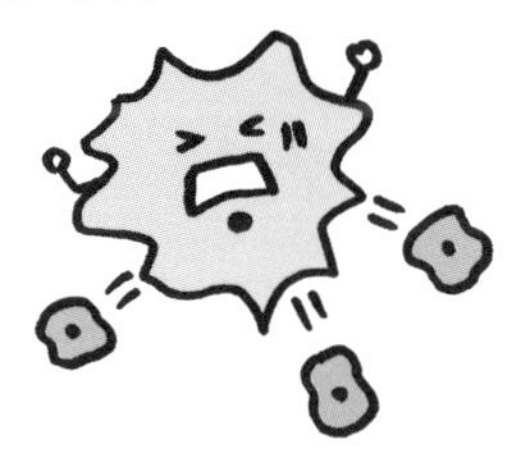

火傷や放射線などの外傷で、細胞が膨らんで破裂、内容物が流出し、正常な細胞まで傷つける（壊死）

アポトーシス

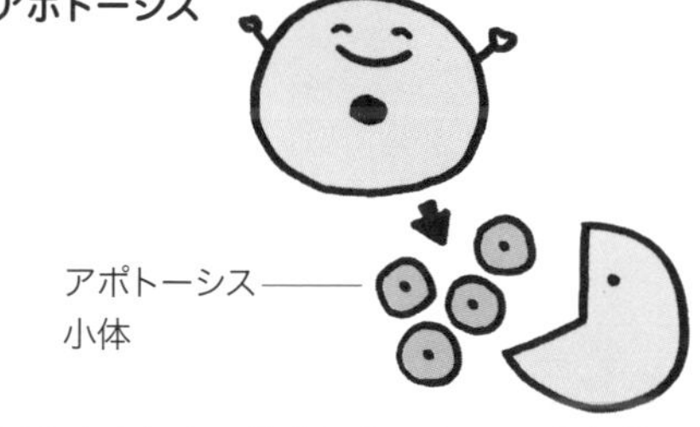

個体をよりよい状態に保つための積極的な死。細胞は収縮し、細かい小胞に分かれ、貪食細胞のマクロファージによって食べられる。一部は新たに再利用される（プログラム細胞死）

アポトーシスの例

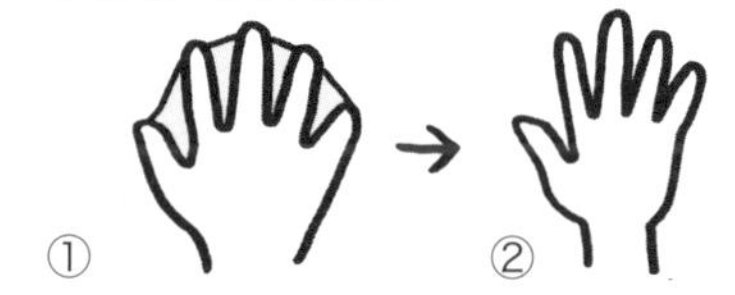

胎児の手の形成過程

①細胞分裂で新しい手をつくるが、水かきのような細胞も生まれる
②アポトーシスで指の間の細胞が死んで、水かきが消失。生まれたときは幼児の可愛い手となる

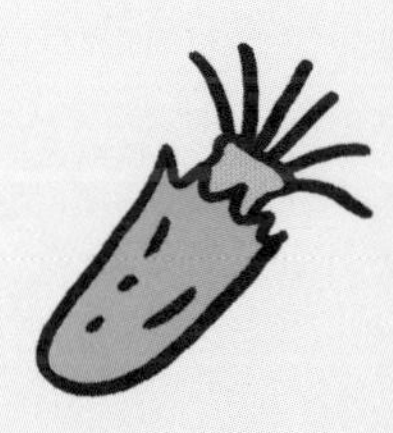

酸素なしで生きる多細胞生物の意義

地中海海底の堆積の中から、酸素がない環境で生きる1ミリ以下の多細胞小動物が初めて発見されてから久しい。この生体の構造が解明されれば、酸素のいらない細胞がつくれ、宇宙で生活できる可能性もある。また地下にも海があると考えられている木星の衛星エウロパに、同じような生命体が存在するという期待論も高まる。

50 肥満の大敵・体脂肪がなかなか落ちないのはなぜ？

〝やせる脂肪細胞〟を増やせばよい！

女性ばかりでなく、中高年の男性も気になるのが、ダイエットの大敵となる体の脂肪です。

脂肪細胞は、細胞質内に「脂肪滴（てき）」と呼ばれる脂肪のかたまりを持っている細胞のことで、大きく「白色脂肪細胞」と「褐色脂肪細胞」に分かれます。

一般的に体脂肪と認識される白色脂肪細胞は、全身のあらゆるところにあって体の余分なエネルギーを脂肪として蓄積（ちくせき）します。なかでも下腹部や内臓のまわり、お尻、太もも、背中、二の腕などに多く、お尻や太ももに脂肪が多くつくと「皮下脂肪型肥満」、腹部の内の脂肪が多い「内臓脂肪型肥満」となります。

女性の場合、妊娠末期の3ヵ月、ミルクで育つ乳児期、思春期に集中して増え、**一度増えてしまった脂肪細胞は減ることがないため、この時期に太ってしまった人はダイエットが難しいといわれます。**

一方の褐色脂肪細胞は、おもに首のまわりや脇の下、肩甲骨まわり、心臓、腎臓周辺に集中して分布し、脂肪を燃焼して熱に変換して消費カロリーを増加させます。

つまり、褐色脂肪細胞が多く、活発な人は、エネルギーをたくさん消費するためダイエットしやすいといえますが、残念なことに、褐色脂肪細胞は幼少期をピークに成長とともに減少してしまいます。しかし、褐色細胞は寒冷刺激や交感神経刺激により活性化します。ウインタースポーツはもちろん、体の冷やしすぎに注意して手足を冷たい水に浸したりして〝やせる〟脂肪細胞を活性化する努力をしましょう。

近年、白色細胞がもとになって生まれる「ベージュ脂肪細胞」が、成人になっても褐色脂肪細胞と同じように脂肪を燃やす働きをする〝第3の脂肪細胞〟として注目を集めています。寒冷刺激が、白色脂肪細胞をベージュ化させるといいます。

脂肪を減らす脂肪細胞がある！
第３のベージュ脂肪細胞を増やし、体脂肪減らす

いろいろある脂肪細胞

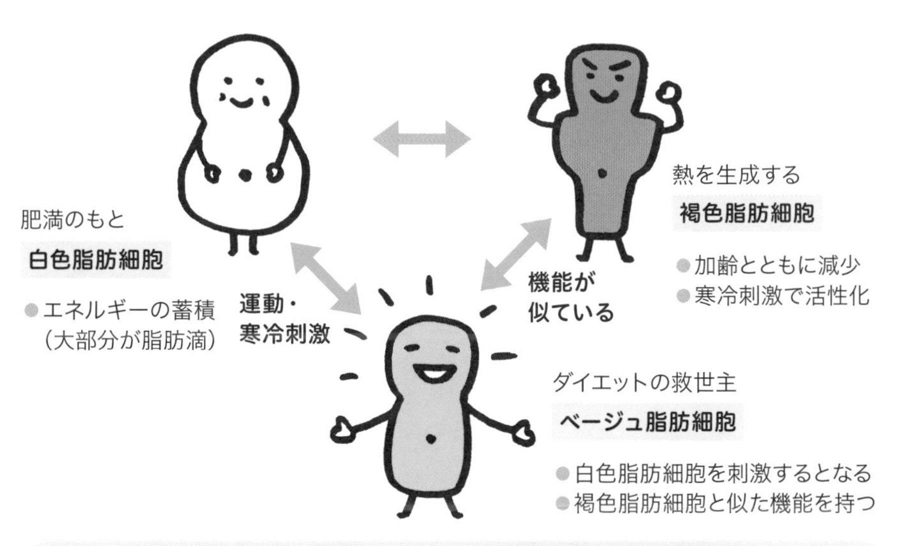

温冷浴で褐色・ベージュ脂肪細胞を活性化

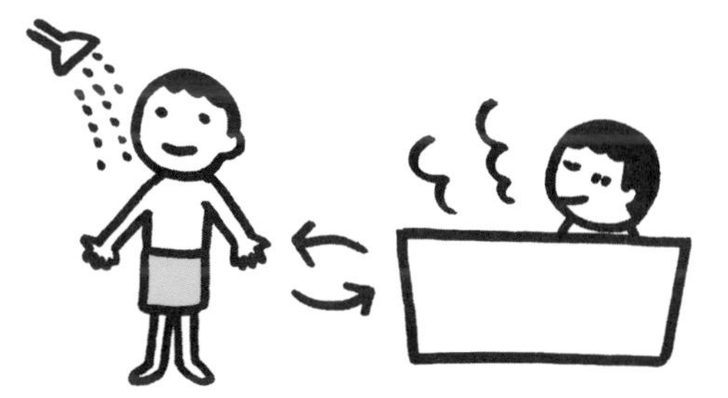

①温浴で体を温めリラックス
②冷水シャワーを浴びる
③①、②を数回繰り返す

＊冷タオルと温タオルを交互にあてるのもよい。ただし、あまり冷やし過ぎない。高血圧・心疾患・高度の炎症の人や飲酒時などは避ける

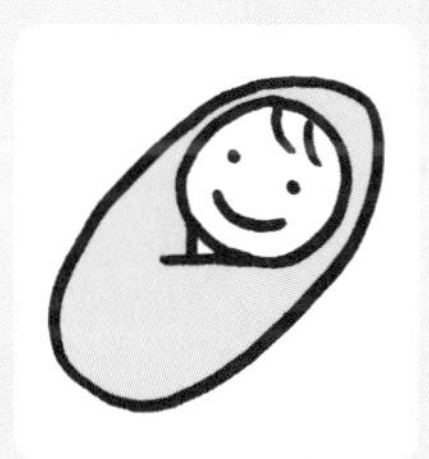

赤ちゃんの体温が高いのは褐色脂肪細胞が多いから

赤ちゃんを抱っこしているとポカポカ暖かく感じるときがある。筋肉の発達もしないときから乳幼児の体温は大人に比べて高い傾向にあるのは、赤ちゃんは筋肉で身震いする代わりに褐色脂肪細胞を利用して体温を上昇させるから。褐色脂肪細胞は赤ちゃんの頃がピークで、大人になると半分以下まで減ってしまう。

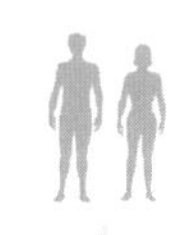

51 人間ががんになるのはなぜ？

突然変異したがん細胞が死なずに暴走した結果！

日本では、2人にひとりが生涯でなんらかの「がん」になるといわれ、がんを患う確率は男性で62％、女性で47％といわれています。

がんは、正常な細胞の遺伝子に傷がつき、突然変異を起こした「がん細胞」のかたまりです。通常、変異を起こした細胞は「**がん抑制遺伝子**」によってブレーキをかけられますが、ある遺伝子に突然変異が起こるとこの機能が低下して、「がん遺伝子」が暴走を始めます。すると細胞は死なずに分裂を繰り返し、増え続けるようになるのです。

私たちの体の中では毎日約5000個のがん細胞が生まれているといわれます。その多くは体の免疫作用によってそのつど退治されますが、生き残ったがん細胞が、やがて増殖して「がん」となってしまうのです。

がんの発生原因には「環境的要因」と「遺伝的要因」があります。

がんのリスクを高める大きな環境的要因となるのは、喫煙、食事、感染、過度の飲酒などです。さらに、ストレスによる活性酸素の増加や免疫力の低下も、がんの大きな要因のひとつとなっています。

遺伝的要因では、大腸がん、前立腺がん、乳がん、卵巣がんは、一部に遺伝的要素が関与しているものがあるといわれます。

家系に、「若くしてがんになった人がいる」、「繰り返しがんになった人がいる」、「特定のがんが多く発生している」などのケースがみられる場合は遺伝する可能性が考えられます。

がんは老化現象のひとつという見方もあり、なかなか避けることはできませんが、禁煙や飲酒量を減らす、バランスのいい食事と適度な運動、そして質のよい睡眠など、生活習慣を見直すことで、がんになりにくい体をつくる努力はするべきです。

がんはがん細胞が暴走して突然変異を起こした！
喫煙、食生活などがんを誘発する要因は日常生活の中にある

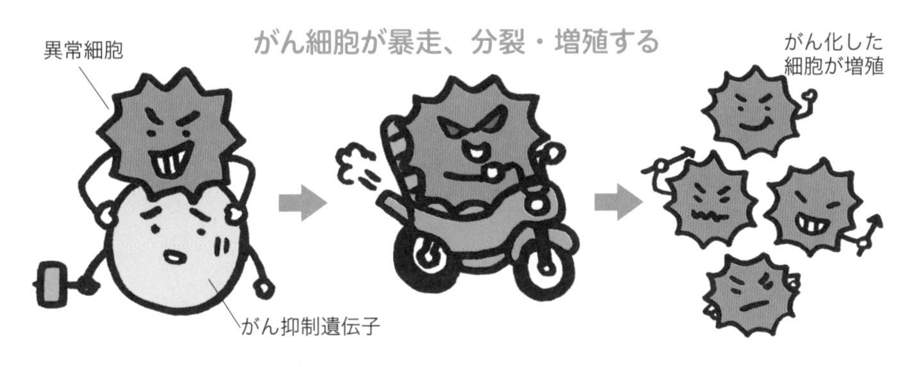

正常な細胞に傷がつくと、がん抑制遺伝子の機能が低下し、
異常細胞が分裂・増殖し、がん細胞となる

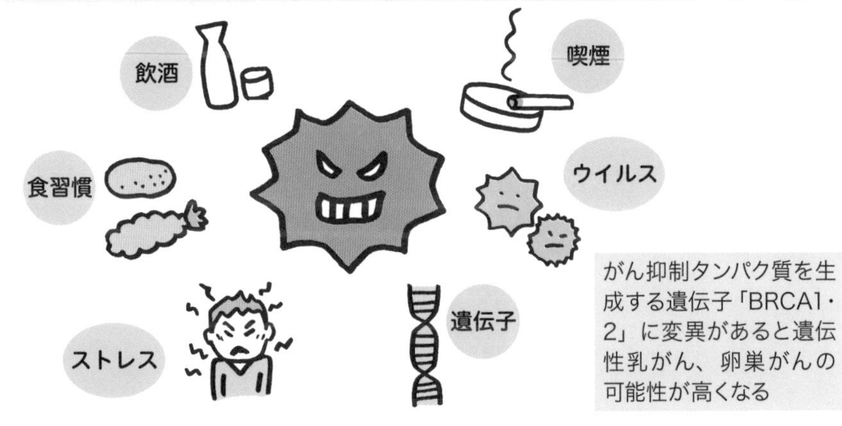

がん抑制タンパク質を生成する遺伝子「BRCA1・2」に変異があると遺伝性乳がん、卵巣がんの可能性が高くなる

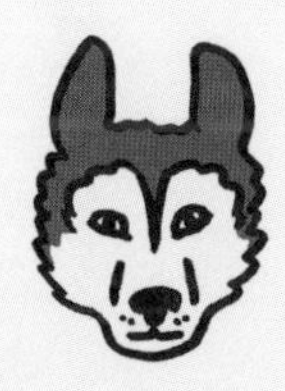

イヌのがんに伝染性のがんがあった！

イヌは人間と同じようにがんを発症するが、イヌ同士の個体間で伝染するがんがある。イヌが交尾したとき、腫瘍の細胞が剥がれ落ちて、相手のイヌに移してしまうのだ。絶滅したシベリア犬が残していったもので、こうした伝染性の腫瘍は、今でもアフリカやオーストラリア、アメリカの一部など世界各地の近代犬にも見られる。ヒトには伝染する可能性はないという。

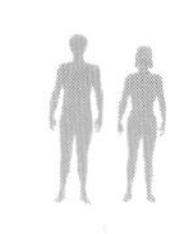

52 親にそっくりな子と似ていない子がいるのはなぜ？

遺伝の影響は受けるが、親の特徴をそのまま受け継がない

同じ親子でも、コピーのようにそっくりな親子もいれば、まったく似ていない親子もいます。ヒトの背の高さや肌や髪の色、体質や能力など、個人の個性となる特徴は、染色体の中にある2万個といわれる遺伝子によって決まります。

たとえば、一卵性の双子の場合はまったく同じ遺伝子を持っているため100％そっくりになりますが、**親子の場合はどんなに見た目が似ていても、半分はもうひとりの親の遺伝子を継いでいるため、そっくり同じということはありません。**

親子で似やすい顔のパーツは目、鼻、顎（輪郭）の3ヵ所といわれ、似ているといわれる親子はこの3ヵ所が似ることによって全体の印象が引きずられ、どちらかに似ているといわれるのです。**また、父親にも母親にも似ていないケースでは、祖父母からの「隔世遺伝」が考えられます。**

人間の染色体は1セット23本が2セット、計46本ですが、仮に、2セット4本として計算します。祖父方と祖母方から受け継いだ4本です。2セット4本の染色体を持つであろう父親から1セット2本の染色体を持つ精子をつくる場合、祖父母から受け継いだ染色体の組み合わせは4パターンになります。実際には、人間の染色体は1セット23本なので、2の23乗で838万8608種類もの精子や卵子ができる計算になります。**このように祖父母の遺伝子がシャッフルされてランダムに受け継がれるしくみを「ランダム・アソートメント」といいます。**さらに、父母とは異なる染色体を生む「**組み換え現象**」なども起こり、父にも母にもない遺伝子が生まれるのです。

親子の遺伝子でも同じになることはありません。共通点もあり、相違点もある。似ているが同じでない、それが親子の姿です。

「蛙の子は蛙」「鳶が鷹を生む」は両方正しい！
親子には共通点、相違点もある。似ているが同じでない

一卵性双生児はほぼ100パーセント同じ遺伝情報を持つ

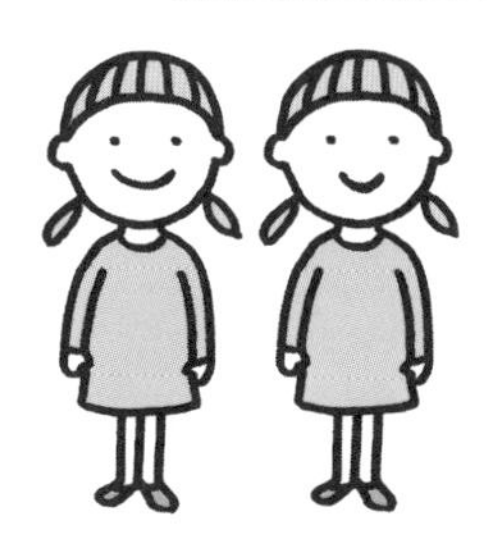

親子の遺伝情報

- 突然変異よって、平均70個の両親が持っていない遺伝子ができるという
- 両親に似ていなくとも、祖父母に似る隔世遺伝もある

遺伝情報には多様性があり、親子でも似ていたり、似なかったりする

息子は母親似、娘は父親に似る？

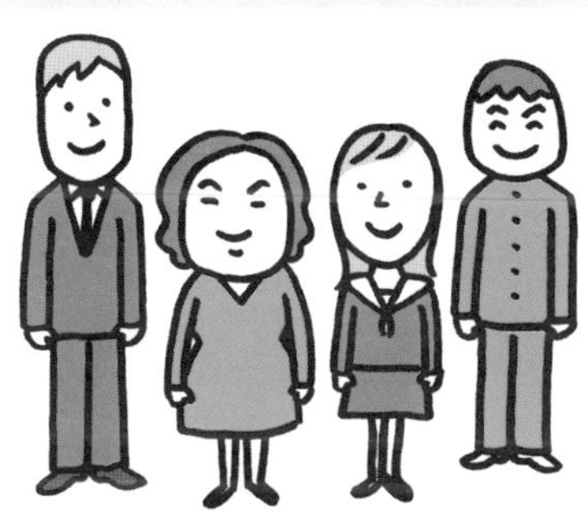

- **息子が母親似といわれる所以**
  男子は母親の遺伝情報Xを引き継ぐことから母親似
- **娘が父親似といわれる所以**
  女子で父親のX情報と母親の弱いX情報を持つ娘は父親似

性染色体のX染色体はY染色体に比べて重要な情報と顔つきや性格を決める情報量が多くあり、男女の性格に大きく関与するとされている。しかし、ヨーロッパで顔だちを決める5つの遺伝子が発見されたが、性染色体以外の常染色体に多くみられたことから、否定論もある

運動・食習慣の改善は肥満対策には重要

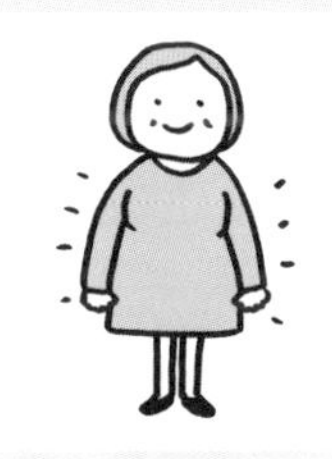

肥満の原因が遺伝子にもあった！

βアドレナリン受容体などの50を超える基礎代謝に関連する遺伝子が肥満と関連していることは知られているが、ここにきて、エネルギー代謝作用でなく食欲に関する遺伝子が発見された。この遺伝子のスイッチがオンになって脳に伝えられると、食欲が抑えられるという。反対にオフの状態では過剰摂取して肥満の原因となる。

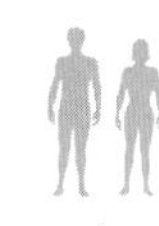

53 寿命を延ばせる「テロメラーゼ」って何？

命の回数券、テロメアを延ばす酵素を発見！

　私たちは、細胞分裂によって新しい細胞をつくり、生命を維持しています。細胞がいつも若く健康であれば不老不死も夢ではありませんが、残念ながら分裂の回数には限りがあります。**そのカギを握るのは、染色体の末端にあって染色体を保護している「テロメア」です。**

　テロメアは細胞分裂のたびに少しずつ短くなって、ある限度を超えると細胞の老化が起こり、それ以上は細胞分裂できなくなってしまいます。これを「**ヘイフリック限界**」といい、**ヒトの場合、ひとつの細胞が細胞分裂できる回数は50～60回といわれています。そのため、この〝命の回数券〟を使い切る120歳が人間の寿命の限界とされています。**

　この常識を覆（くつがえ）したのが、「**テロメラーゼ**」という酵素の発見です。テロメラーゼは、幹細胞や生殖細胞、そしてがん細胞などにみられ、テロメアの短縮を遅らせたり、延ばしたりする働きがあります。**とくにがんの場合、がん細胞の約9割にテロメラーゼがみられ、異常な増殖を繰り返す一因になっていると考えられています。**

　テロメラーゼを活性化させることでテロメアの長さを延ばすことができれば、今より多くの〝命の回数券〟を手にすることができ、寿命を延ばすことも期待できます。テロメラーゼは食事や運動によって活性化することが可能とされています。

　実際、低脂肪で野菜や果物の多い食事と週5回以上の有酸素運動、ストレス管理などの〝健康的な生活〟を5年間続けた人のテロメアは、何もしなかった人たちが3パーセント短くなっていたのに対し、10パーセントも長くなっていたという実験結果があります。

　しかし、テロメラーゼを無理やり増やし過ぎると、悪い副作用が出る可能性もあり、注意が必要です。

生命の不思議、老化を制御するテロメア！
テロメラーゼという酵素を活性化して寿命を延ばす

長寿のカギを握っているテロメア

テロメアは細胞の染色体の両端にある構造。
染色体の末端を守る

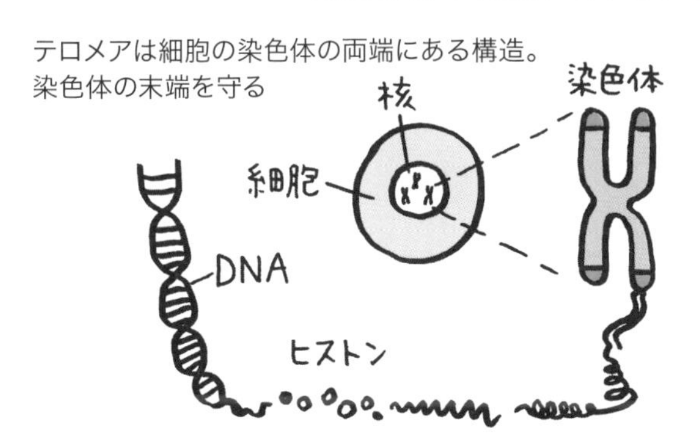

細胞分裂をするたびにテロメアは短くなり、やがて分裂もしなくなり老化細胞となる

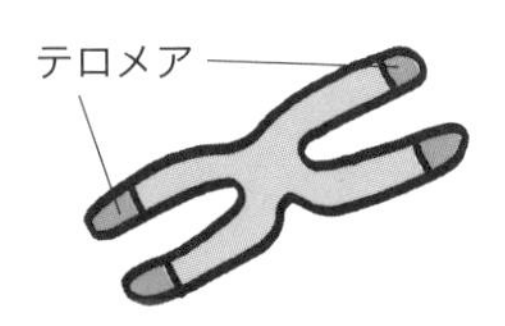

老化とテロメアの関係

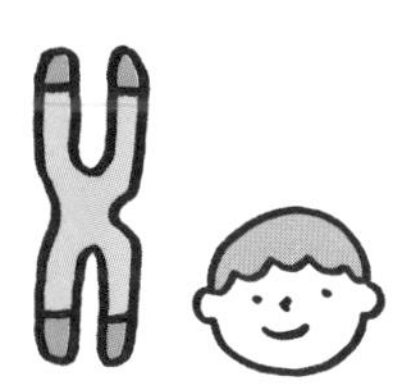

若い細胞の染色体のテロメアは長い

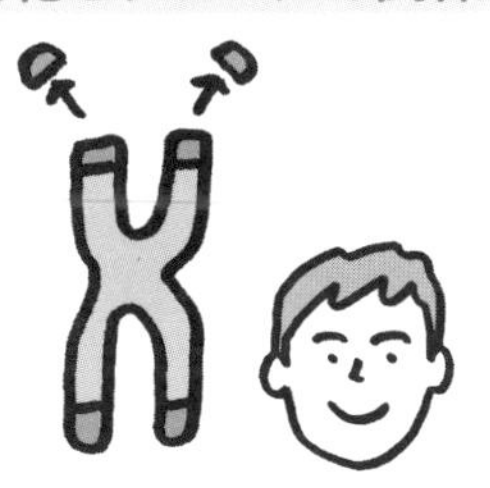

歳とともに細胞分裂をし、35歳で半分ほどになる

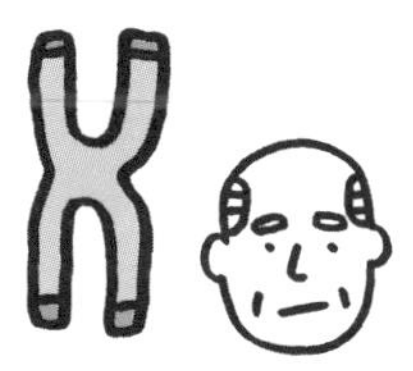

50～60回ほどで細胞分裂が止まる

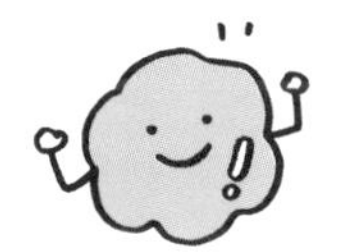

テロメアを延ばす酵素・テロメラーゼ
- 食事や運動などの生活習慣を見直して、テロメラーゼを活性化する
- がん細胞はテロメラーゼが活性化して、無限に分裂・増殖する

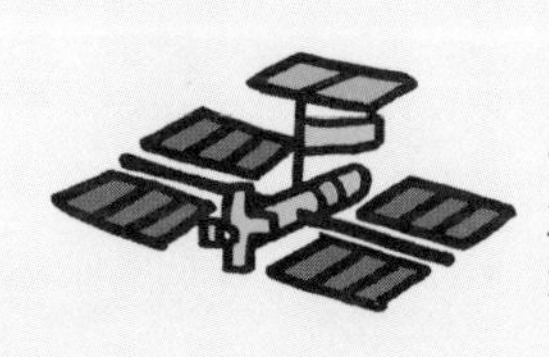

宇宙滞在で起きたテロメアの変化

一卵性双生児の宇宙飛行士のひとりが宇宙（ISS）に滞在、もうひとりは地上に残り、その体の違いを調べる双子研究によって、テロメアに変化が起きたことがわかった。それは、宇宙に飛び立った飛行士のテロメアが宇宙にいる間に著しく伸びたのだ。しかし、その後地球に戻って48時間経つと縮み始めもとに戻り、さらに短くなった。この原因はまだ解明できていない。

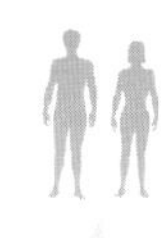

54 女性が男性より長生きなのはなぜ？

環境要因や体のつくりなどが大きく影響している！

日本人の平均寿命は女性が87・32歳、男性が81・25歳と、女性が6歳ほど長生きとなっています（2019年厚労省発表による）。これは日本に限らず、世界的にも女性のほうが長生きで、WHO（世界保健機関）が発表している世界平均でも女性74・2歳、男性69・8歳となっています（2016年）。

男女の平均寿命の差についてはいろいろな説があり、「ホルモン説（エストロゲン説）」や「染色体説」、男女が受ける社会的なストレスの差による「環境説」、「胸腺（きょうせん）説」、あるいは女性は孫の世話をするために閉経後も長生きするように進化した「おばあさん仮説」まで、さまざまです。

エストロゲン説は、女性ホルモンのエストロゲンが悪玉コレステロールを減らし、これによって脳卒中や心臓病につながる動脈硬化を防いで女性の体を守っている、というものです。**加齢とともに余命の男女差が縮まるのは、閉経によってエストロゲン分泌が激減するためとされています。**染色体説は、女性のXX染色体（性染色体）は男性のXY染色体よりも免疫機能が高いため、というもので、これは男児の死亡率が女児よりも高いことに関連づけられています。

また、**免疫において重要な役割を果たす「胸腺」の萎縮が原因とするのが「胸腺説」です。**心臓の上前部にあり、Tリンパ球（T細胞）と呼ばれる白血球をつくる胸腺が、女性では加齢とともにゆっくり萎縮していくのに対し、男性の場合は10代でピークを迎えたあと20代を過ぎると急速に萎縮し、40代でピーク時の50％、70代では10％程度になってしまいます。

胸腺内での抗酸化物質の減少が関係しているとも考えられ、男性のほうが免疫機能の低下が早く訪れることが、寿命の差につながっていると考えられています。

男女の寿命の差にはいろいろな要因がある

女性ホルモン説、環境説などさまざまある

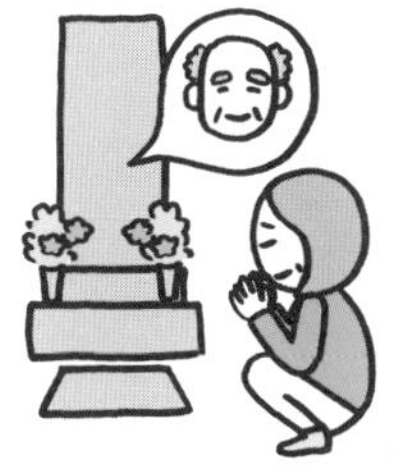

男性

平均寿命　80.98 歳
健康寿命　72.14 歳
かかりやすい病気
胃がん・心筋梗塞・肺炎・尿路結石など

女性

平均寿命　87.14 歳
健康寿命　74.79 歳
かかりやすい病気
骨粗しょう症・アルツハイマー型認知症、関節疾患、甲状腺など

（数字は 2016 年の健康寿命のデータをもとにしていますので本文とは異なります）

女性が男性より長生きだとする説

● **エストロゲン説**
女性ホルモンのエストロゲンが悪玉コレステロールを減らし、動脈硬化などを防ぐ

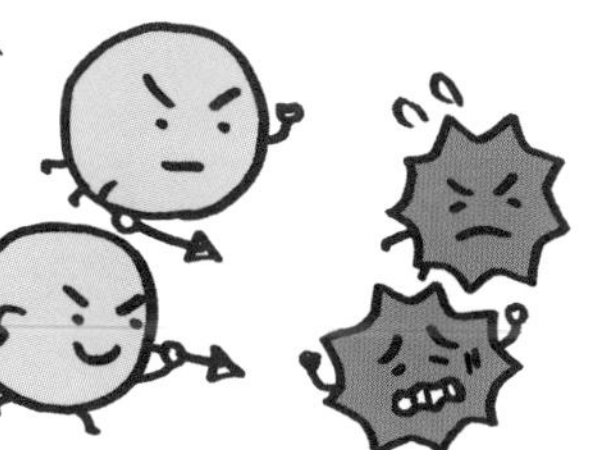

● **性染色体説**
女性染色体は免疫機能が高い

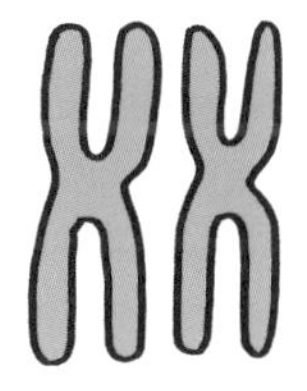

● **胸腺説**
男性の胸腺が加齢によって急速に萎縮し、免疫機能が低下する

● **環境説**
男性にはストレスが多く、体調不良でも診療チャンスが少ない

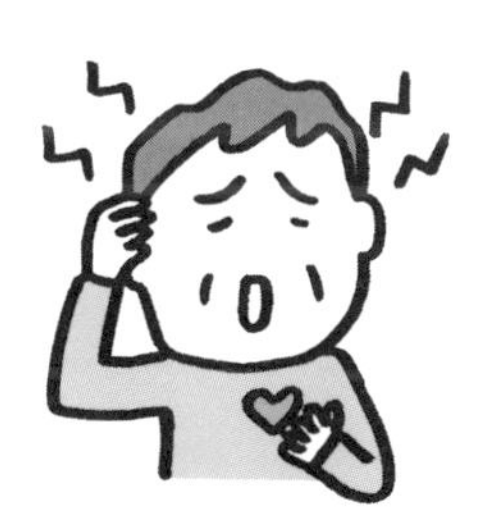

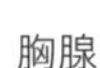

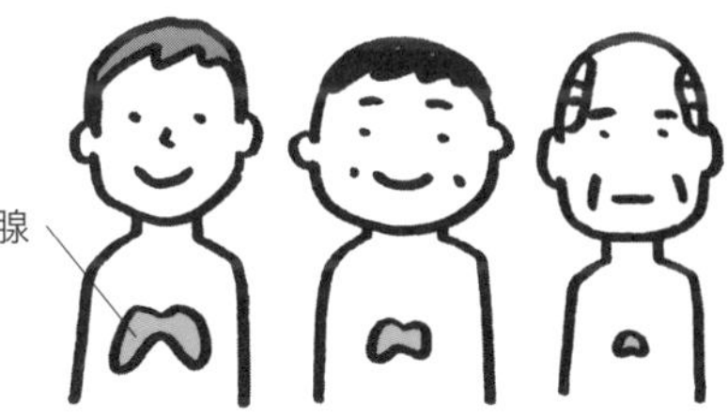

香港を長寿世界一にした漢方入りスープ

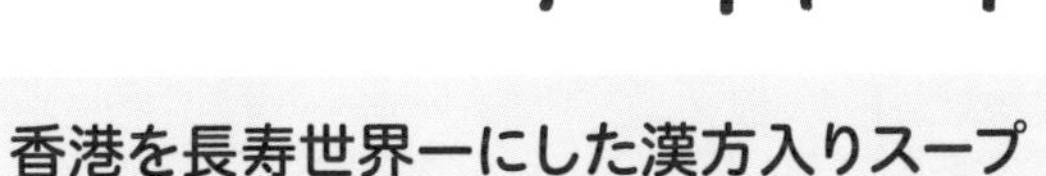

厚労省が発表した 2018 年簡易生命表で、香港が男性 82.17 歳、女性 87.56 歳で 4 年連続で長寿世界一になった。かつては平均寿命はそんなに長くはなかったが、香港政府が 2000 年に健康促進プロジェクトを立ち上げ、運動のできる施設を増やし、食事で病気を予防する「医食同源」の考え方を浸透させた。なかでも漢方入りのスープは欠かせない飲みものという。

遺伝子、DNA、染色体、ゲノムの違い、わかってますか？

遺伝にかかわる言葉の中でも混同しやすい、遺伝子とDNA、染色体、ゲノムの違いを確認しておきましょう。

まず、細胞の核の中には、両親から23本ずつ受け継がれた46本の「染色体」があります。染色体は、「ヒストン」と呼ばれるタンパク質に「DNA」が巻きついた棒状のかたまりで、通常は顕微鏡で見てもよくわかりませんが、細胞分裂のときになると棒状のはっきりとした姿を現します。

染色体を1本ずつ紐解(ひもと)くと、二重のらせん状になったDNAが現れます。DNAは、「デオキシリボ核酸（deoxyribonucleic acid）」の略で、4種類の塩基と糖（デオキシリボース）とリン酸からなる「ヌクレオチド」が連なって鎖(くさり)のようになった、遺伝子を伝達する物質です。この塩基の並び方が〝生命の設計図〟とも呼ばれる遺伝情報で、どの塩基をどのような順番で並べるのかが描かれた「遺伝子」が、DNAの二重らせんの上に載(の)っています。

これらを書籍にたとえると、DNAは文字が印刷された紙で、遺伝子は紙に印刷された文章、そして染色体は1冊の本で、23冊で1セットのシリーズ本が2セットそろった本棚はゲノムということになります。

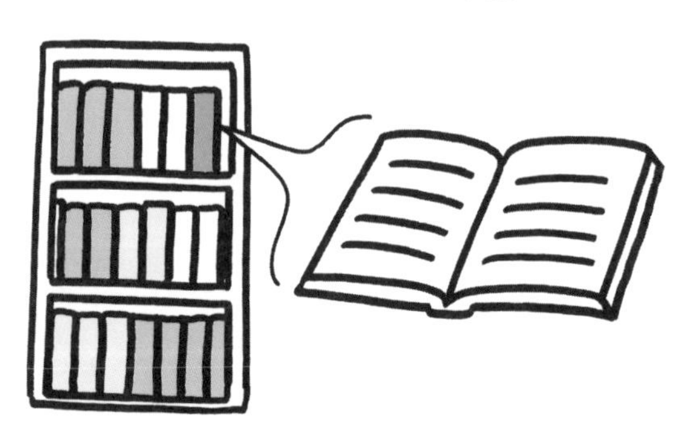

監修者紹介

荻野剛志（おぎの・たかし）

医学博士 、共立荻野病院院長

1969年東京都生まれ。東邦大学医学部卒業。慶應義塾大学医学部内科学教室消化器内科助手、日本鋼管病院内科医長を経て、2018年より現職。愛知県豊川市で、かかりつけ医として活動する傍ら、療養病床に併設したデイケア、デイサービス、老人ホームを通じて、幅広く地域の高齢者の生活をサポートしている。専門領域は消化器内科。

監修協力

山村　憲　医学博士
慶應義塾大学医学部百寿総合研究センター非常勤講師

富永健司　医学博士

編集スタッフ

カバー・本文デザイン　：大屋有紀子（VOX）
イラスト　：坂木浩子
執　　筆　：石森康子
編集協力　：石田昭二

参考文献

面白いほどよくわかる人体のしくみ●山本真樹著／面白いほどよくわかる脳と心●山元大輔監修／図解人体のしくみと不思議●人体科学研究会編／人体の全解剖図鑑●水嶋章陽著／あなたの健康寿命はもっとのばせる●渡辺光博著（以上日本文芸社）
カラダはすごい！●久坂部羊著／脳には妙なクセがある●池谷祐二（扶桑社新書）
人体のふしぎな話●坂井建夫雄（ナツメ社）／漫画でよめる！NHKスペシャル人体〜神秘の巨大ネットワーク〜②● NHKスペシャル「人体」取材班原作（講談社）／眠りと夢のメカニズム●堀忠雄（ソフトバンククリエイティブ）／からだのびっくり事典●奈良信雄監修（ポプラ社）／面白くて眠れない人体●坂井建雄（PHP）あの医学都市伝説ってホントなの？●森田豊（青山出版社）／日経Gooday（日本経済新聞社）

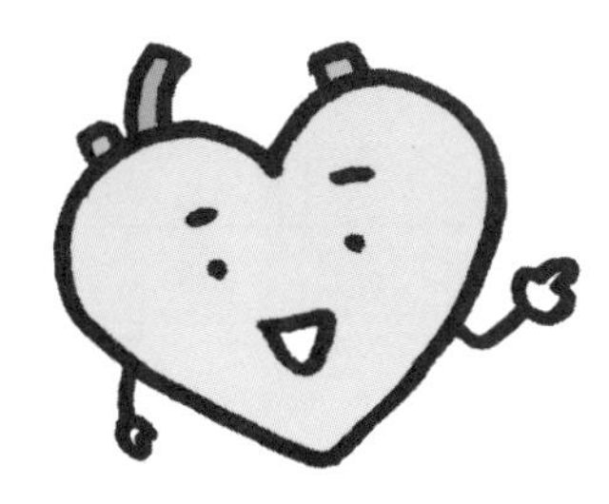

眠(ねむ)れなくなるほど面白(おもしろ)い
図解(ずかい)　人体(じんたい)の不思議(ふしぎ)

2020年 2月 1日　第1刷発行
2024年 6月 1日　第7刷発行

監修者　荻野剛志(おぎのたかし)
発行者　吉田芳史
ＤＴＰ　株式会社公栄社
印刷所　株式会社 光邦
製本所　株式会社 光邦
発行所　株式会社 日本文芸社
〒100-0003　東京都千代田区一ツ橋1-1-1　パレスサイドビル8F
TEL　03-5224-6460（代表）
URL https://www.nihonbungeisha.co.jp/

Printed in Japan 112200115-112240516 Ⓝ 07 (300026)
ISBN978-4-537-21765-0
（編集担当：坂）

内容に関するお問い合わせは、小社ウエブサイトお問い合わせフォームまでお願いいたします。
ウエブサイト　https://www.nihonbungeisha.co.jp/